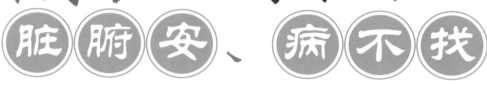

阴阳调和,脏腑安、病不找

徐 峰 主编

U0376113

吉林科学技术出版社

图书在版编目（CIP）数据

阴阳调和，脏腑安、病不找 / 徐峰主编 . -- 长春：
吉林科学技术出版社，2020.9
ISBN 978-7-5578-6387-6

Ⅰ . ①阴… Ⅱ . ①徐… Ⅲ . ①阴阳（中医）Ⅳ .
① R226

中国版本图书馆 CIP 数据核字 (2019) 第 299334 号

阴阳调和，脏腑安、病不找
YINYANG TIAOHE，ZANGFU AN、BING BU ZHAO

主　　编	徐　峰	
出 版 人	宛　霞	
责任编辑	孟　波　穆思蒙	
装帧设计	百事通	
制　　版	上品励合（北京）文化传播有限公司	
幅面尺寸	170 mm × 240 mm	
开　　本	16	
印　　张	15	
字　　数	150 千字	
印　　数	1-6 000 册	
版　　次	2020 年 9 月第 1 版	
印　　次	2020 年 9 月第 1 次印刷	

出　　版　吉林科学技术出版社
发　　行　吉林科学技术出版社
地　　址　长春市福祉大路 5788 号出版大厦 A 座
邮　　编　130118
发行部电话 / 传真　0431-81629529　81629530　81629531
　　　　　　　　　　81629532　81629533　81629534
储运部电话　0431-86059116
编辑部电话　0431-81629517
印　　刷　长春百花彩印有限公司

书　　号　ISBN 978-7-5578-6387-6
定　　价　49.90 元
版权所有　翻印必究　举报电话：0431-81629517

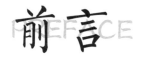

疾病乃阴阳失衡，
养生关键在于平阴阳

阴阳平衡对人体健康而言是至关重要的，更是我们养生的关键点。如果一个人的阴阳平衡，那么这个人体内的脏腑是和谐的，气血是充足的，精力也是充沛的……正所谓"阴平阳秘，精神乃治"。反之，倘若你的身体阴阳失衡，轻则早衰或者亚健康，重则患病，甚至丢掉性命。

那人体内的阴阳为什么会失衡呢？这是因为人体内的阴阳双方并非一成不变，而是在永恒变化着，生理情况下双方消长平衡，病理状态下则随时都会发生"阳盛阴衰"或者"阴盛阳衰"的反转。现代人的生活习惯大多不良，"以妄为常"就容易导致阴阳失衡的状况。何为"妄"呢？简而言之就是"胡作非为"，比如想几点睡觉就几点睡，想吃什么就吃什么，甚至对补药过分依赖……久而久之，阴阳失衡，容易滋生疾病。

随着当今社会工作节奏增快、生活压力增大，人的精神压力也与日俱增，若是不能维系良好的生活习惯，保持心情舒畅，安神静气，诸多"生理常态"失和时阴阳也就失衡了，躯体、心理疾病也就找上门来了。

健康储值是有限的，不能任人无限挥霍，需要我们合理地安排，也就是需要做到"饮食有节，起居有常，无妄作劳"，这样才能使阴阳保持平衡，提高生命质量。

本书结合阴阳学说，针对不同人群分析了阴阳失衡的具体状态，并给出了规律的作息安排、合理且多样化的饮食清单、科学的运动方式、合理的情志调养原则等，帮助您减少没必要的阴阳消耗，尽可能使我们体内的阴阳平衡，进而提高自身的适应力、调节力、免疫力。

推荐序

RECOMMENDATION

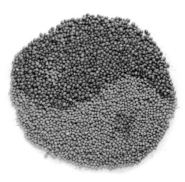

万物皆有阴阳属性

这是一本让老百姓活得好、活得长，懂得如何养生的书。

万物皆有阴阳属性，四季分阴阳，时辰分阴阳，食物分阴阳，体质分阴阳，动静有阴阳之别，疾病也分阴阳……原来，阴阳无处不在，远在天边近在眼前呢！

"为什么总是感觉全身没劲儿，走几步就气喘吁吁？""为什么总是觉得心慌，白天吃不下，晚上睡不好，干什么都提不起精神？""为什么才30多岁，每天掉好多头发，还长了白头发呢？""口臭，和别人说话实在不敢靠太近。""肚子总是感觉胀胀的，便秘，每次去厕所都要蹲好长时间，这是怎么回事呢？"……这些看着也不是大毛病，却时刻困扰着我们，影响着我们的生活与工作。这些"小事"就是在告诉我们身体出了问题，也就是体内某处阴阳失衡了，若不能及时解决就会发展成严重的疾病。

要想获得稳定且持久的健康，一定要调理阴阳，促使阴阳调和。为此，我们推荐这本书。这本书里，我们着重阐述了阴阳的基本原理，明确了阴阳学说与中医养生的对应关系；在中医阴阳理论的基础上，讲解了不同体质人群的阴阳调养方式，不同季节平衡阴阳的养生方案，不同运动调节阴阳的方法……让我们离健康越来越近，养生越来越合理。

另外，整本书在结合我多年临床经验的同时，也借鉴、总结了很多医学大师的经验，针对一些具体病症进行了详细的阴阳失衡原理分析，并利用寒热温凉不同属性的食物进行饮食调节，通过动静阴阳理论进行运动调理，采取按摩或艾灸特效经络或穴位来理疗调养，还提供了详尽的生活细节与情志调养指导。读者朋友们可以在专业医师的指导下，运用本书提供的调理方法对身体阴阳进行适当调节。

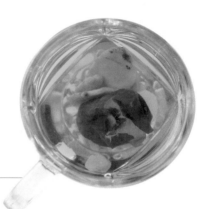

CONTENTS 目录

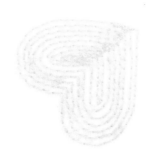

Part 4

食物分阴阳，吃得好不如吃得对 \ 133

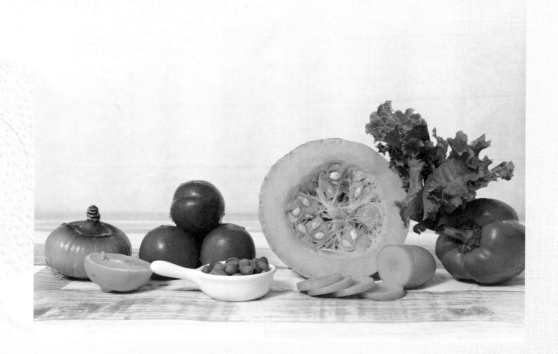

Part 1

浅说人体健康的总指挥
——阴阳

生命是脆弱的，它的状态稳定与否取决于身体的阴阳是否平衡，人们平时热衷的养生的基本宗旨也是要维护身体阴阳的平衡。可以说，阴阳平衡就是生命的根本，就是人体健康的总指挥。一旦阴阳失衡，亚健康甚至各种疾病便会接踵而至。所以，从现在开始认识阴阳、调理好阴阳、促使阴阳调和，才能让身体更健康、生命更持久。

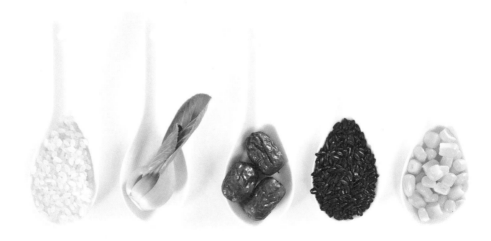

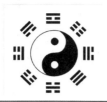

何为阴阳，
阴阳的特性是什么

生活中的我们总会被一些小病小灾所困扰，比如走路没劲儿、总是心慌气短、吃东西肚子胀不消化、年纪轻轻就长了好多白头发……这些小病小灾看似无关紧要，却很有可能是身体出现问题的前兆或预示。即便它不那么严重，也可能是身体的阴阳平衡被打破了。这也是中医常说的，阴阳失衡是万病之源。那么，何为阴阳呢？

▶ 何为阴阳

对于阴阳，《素问·阴阳应象大论》中是这样记载的："阴阳者，天地之道也，万物之纲纪，变化之父母，生杀之本始，神明之府也"。什么意思呢？意思是说，阴阳二气的相互作用，造就了天地万物；阴阳二气在相互作用下也推动着世间万物的不断变化与发展。可见，阴阳在自然界中是多么重要。

那么，我们要如何区分阴阳呢？其实很好区分，比如天为阳，地为阴；向日为阳，背日即为阴；太阳、男性、力量、光明、热等带有向上的、积极的、肯定的、热情的属性均归为阳，而月亮、女人、柔弱、冷等偏向于向下的、静止的、消极的、冷淡的属性则归为阴。

·运动的

·向上的

·温暖的

·乐观的

·明亮的

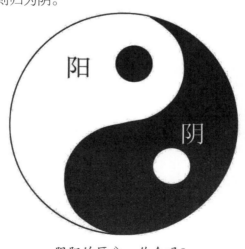

·静止的

·向下的

·寒冷的

·悲观的

·晦暗的

阴阳的区分，你会吗？

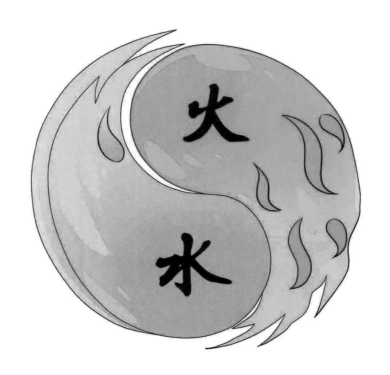

水与火是阴阳的征兆。

▶ 阴阳的特性

阴阳，摸不着碰不到，似乎有点玄乎，但其实就是世间万物普遍存在的一种基本规律，正如《周易》中所言：一阴一阳之谓道。那么，这种普遍存在的阴阳，到底有怎样的特性呢？

1. 普遍性：阴阳本来是一个抽象的概念，看不见也摸不着，人们只能依靠具体且明显的事物来作为判断标准，比如水与火，它们是相互对立的，所以《素问·阴阳应象大论》中认为，水与火是阴阳的征兆。世界万物及其现象的阴阳属性都是按照水与火的对立特性来判断的，使得阴阳属性具有普遍性。

2. 关联性：世间万物及其现象都是相互关联的。阴阳本不是指具体的事物，"有名而无形"，但却能囊括一切事物与现象的对立统一的两个方面。比如水与火，水性寒而不走，火性热而炎上，两者相互关联又相互对立，故水属阴，火属阳。

3. 相对性、可变性：指阴阳属性并非绝对不变的，而是一个相对概念，具有可变性，会因为时间或地点等条件的变化而变化。比如《局方发挥》中说："阴阳二字，固以对待而言，所指无定在。"这里的"无定在"，就是专门针对阴阳属性的相对性来说的。

3

▶ 阴与阳亦敌亦友

任何事物都存在对立面，阴阳也不例外。有阴必有阳，有阳必有阴，两者相互制约、相互依存，是敌是友傻傻分不清楚，共同维系着人体的动态平衡。

阴阳"相杀"

阴阳"相杀"主要体现在三个方面：

1.阴阳相互对立。阴阳，从字面意思上，一眼就能看出两者的性质是完全相反的，明显就是"劲敌"。也就是说，阴阳属性是对立的，比如上为阳，下必然就是阴；体表为阳，内脏为阴；心肺在上即为阳，而肝肾在下就属阴；肾精则为阴，肾火则为阳，等等。

2.阴阳相互制约。打个比方，就兔子与狼这一对食物链而言，兔子若是没有狼这一对立物的制约，便会不停地繁殖，早晚有一天就会把草原吃个精光。然而，若是没有兔子，狼也比较容易饿死。

3.阴阳相互消长。一个跷跷板，这头低了，另一头就高了。阴阳也是一样，随着条件的变化，会出现"阴消阳长""阳消阴长"等情况。比如，我们比较熟悉的四季变化：冬至春、春至夏，寒逐渐变热，这是一个"阴消阳长"的过程；又由夏至秋、秋至冬，热逐渐变寒，这又是一个"阳消阴长"的过程。再比如一天内的气温变化：日出时，气温逐渐升高，阳气逐渐强盛，阴气逐渐衰弱；中午时分，气温达到最高，阳气隆盛，阴气衰减；日落之时，气温下降，阳气逐渐衰退，阴气开始强盛；半夜之际，气温最低，阴气隆盛，阳气衰减。

我们人体内的阴阳也是这样变化的，白天阳盛，机体的生理功能以兴奋为主；晚上阴盛，机体的生理功能则以抑制为主。夜里十二时，阴盛；午时十二时，阳气最盛，机体的生理功能由抑制转为兴奋，发生阴消阳长的变化过程。黄昏之际，阳气逐渐衰退，阴气越来越强盛，机体的生理功能由兴奋转为抑制，出现阳消阴长之势。可见，人在正常的生理状态之下，阴阳两个对立面是相互制约、互相消长、彼此平衡的。

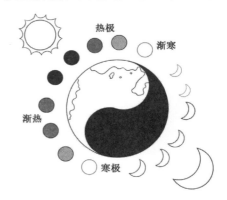

昼夜变化即是阴阳消长的过程。

阴阳"相爱"

阴阳不仅仅是相杀的，还是相爱的，主要体现在两个方面：

1.阴阳互根。简单地说，就是阴和阳谁也离不开谁，阴以阳的存在为前提，阳以阴的存在为基础，无阴就无阳，无阳也就无阴，这就叫阴阳互根。比如温度，寒为阴，热为阳，没有寒就没有热，没有热，也就无所谓寒。再比如人体，气属阳，血属阴，气血同源，气为血之帅，血为气之母，无气便无血，无血便无所谓气。

2.相互转化。阴可以转化为阳，阳可以转化为阴。当然，这种转化只有在事物变化达到极端或者极致的情况下才可能发生。通俗地说，阴阳消长就是一个量变的过程，而阴阳转化则是一个在量变基础上发生质变的过程。

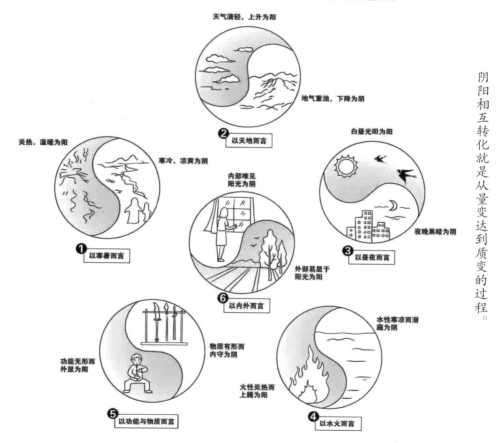

阴阳相互转化就是从量变达到质变的过程。

总的来说，阴与阳是事物的相对属性，存在着相互制约、相互对立、互根互用、相互消长、相互转化等关系，而且这些关系都不是一成不变的，也不是绝对孤立的，而是相互联系、相互调控的。

阴阳与气血密不可分

气血是人体五脏六腑及骨骼、肌肉乃至皮肤、毛发的重要营养来源，正如《黄帝内经·素问》中所说："人之所有者，血与气耳。"那么，气血与阴阳有什么关系呢？中医认为，气为阳，可以温煦身体；血则属阴，滋养着身体。人体阴阳一旦失衡，作为阴阳的一部分，气血就会逆乱；同样，气血失和之时，阴阳也会失调。这两种情况均可导致人体生理功能紊乱，产生疾病。

▶ 补气即补阳，活力四射

气是生命之本，正所谓"人活一口气"。中医认为，人体的气，源于先天之精气和后天摄取的水谷精气与自然界的清气，通过肺、脾、胃和肾等脏腑的生理活动作用而生成。由于气的主要组成部分、分布部位和功能特点的不同，中医学里又把它分为以下四种类型。

支撑人生命的四种气

类型	生理作用
元气	指人体中的正气，与"邪气"相对。推动和调节人体生长发育、生殖，推动和调控脏腑、经络等组织器官生理活动等
宗气	又称大气，是聚积在人体胸中的气。可推动肺的呼吸，言语、声音、呼吸的强弱、嗅觉的灵敏度都与宗气有关；协助心气推动心脉的搏动、调节心律等
营气	具有营养作用的气，常与血一起运行于血管中，是血液的组成部分。促进血液的化生，同时为全身的生理活动提供营养等
卫气	负责保卫及抵抗外邪的气，它可以被理解为身体免疫系统的一部分。保卫身体免受疾病的侵袭等

总之，这四种气对人体生命活动都非常重要，我们要想保持健康、维持阴阳平衡的状态，就要养好这四种气。

► 补血即养阴，身心濡润

血，是身体内的一种阴液物质，在气的推动下，保持着循行不息，并像水润泽土地一样滋润着五脏六腑与四肢百骸，尤其对那些怀孕、分娩以及正在哺乳的女性朋友，若是不注重补血滋阴，很容易产生头晕眼花、心悸耳鸣、失眠多梦、记忆力减退等阴血亏虚症状。所以，补血滋阴，对身心健康非常重要。

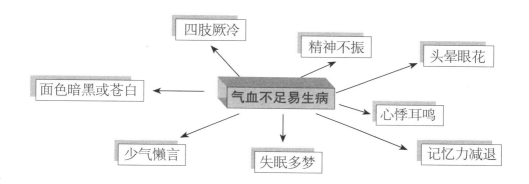

► 气血互生共长，才能阴平阳秘

对于气和血的关系，有一句话概括得极为贴切："气为血之帅，血为气之母。"意思是说，气是血液生成和运行的动力，对血具有"统率"作用；而血是气的物质基础和载体。

气以推动、温煦为主，血以营养、滋润为主。打个比方，如果把人体比作一种植物的话，那么气就是阳光，血就是雨露，二者相辅相成，互生共长，共同维持着人体的生理活动，使体内的阴阳达到平衡状态。

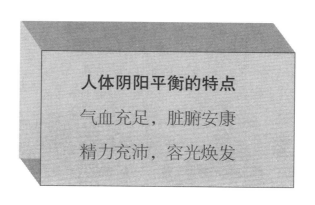

身体分阴阳，
你知道吗？

　　阴阳平衡是生命的根本，是人体健康的总指挥。那么，人体的阴阳在哪儿呢？其实，阴阳就蕴藏在我们身体的各个部位之中。中医认为，人体就是一个极为复杂的阴阳对立统一体，到处都充满着阴阳的对立统一现象。比如人体的上下、表里、前后、脏腑、经络、形气等各组织结构之间，以及每一组织结构的内部等，都可以划分出阴阳属性。所以，《黄帝内经·素问》中说："人生有形，不离阴阳。"那么，具体是怎么划分的呢？我们通过下面的表格来了解一下。

人体各组织结构的阴阳属性

人体各组织结构	阳	阴
人体部位	上半身、腰背、四肢外侧、体表	下半身、胸腹、四肢内侧、体内
脏腑	六腑	五脏
五脏部位	心、肺	肝、脾、肾
五脏功能	心、肺（心肺之中，心为阳，肺为阴）	肝、脾、肾（肝为阳，脾、肾为阴）
经络	络（络之中又有阴络与阳络之分）	经（经之中又有阴经与阳经之分）
十二正经	手阳明大肠经、手少阳三焦经、手太阳小肠经、足阳明胃经、足少阳胆经、足太阳膀胱经	手太阴肺经、手厥阴心包经、手少阴心经、足太阴脾经、足厥阴肝经、足少阴肾经
气血	气（营气在内为阴，卫气在外为阳）	血
脏腑之中	心阳、肺阳、肾阳、肝阳、脾阳、胃阳	心阴、肺阴、肾阴、肝阴、脾阴、胃阴

　　在人的身体中，阳主外，主升，负责肌肤腠理的开阖，抵御外邪；阴主内，主降，游走于五脏六腑、四肢百骸之中，帮助身体吸收营养，排出糟粕。阳升阴降，阴阳调和，身体就会健康；反之，阳不升阴不降，阴阳失调，身体就容易生病。

人体阴阳
为何会失衡

　　阴阳平衡不是一成不变的，反而还很容易被打破，尤其是那些年龄略大、平时又不注重保养的人，稍有不慎，就容易导致阴阳失衡。那么，人体内的阴阳平衡为何会被打破呢？

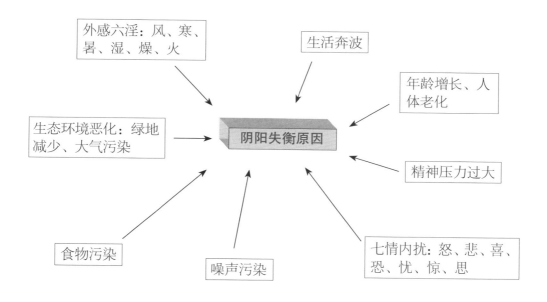

外感六淫：风、寒、暑、湿、燥、火

生活奔波

年龄增长、人体老化

生态环境恶化：绿地减少、大气污染

阴阳失衡原因

精神压力过大

食物污染

噪声污染

七情内扰：怒、悲、喜、恐、忧、惊、思

TIPS

你知道吗？

1.风、寒、暑、湿、燥、火本是属于正常的六气，不容易致人生病。一旦气候变化异常，六气不遵循一年四季的变化规律，发生得太突然或者太过，就会成为所谓的"六淫"，侵犯人体，导致阴阳失衡，继而致病。

2.喜为心志，怒为肝志，思为脾志，悲（忧）为肺志，恐（惊）为肾志，一旦七情中的任何一方出问题，产生强烈的情绪变化，就容易导致阴阳失衡，继而导致气血乃至相应的脏腑出问题。

3.成年以后，年龄越大，伴随着新细胞生成速度的减慢，人体机能也开始下降，机体平衡容易被打破，人体阴阳平衡相对更难维持。

亚健康就是轻度阴阳失衡

亚健康，属于人体健康的第三种状态，介于健康与疾病之间，是生理功能低下状态的一种表现，又被称为"次健康"，实际上就是我们常说的"慢性疲劳综合征"。既然越来越多的人处于亚健康状态，那么，什么样的身体状态才是亚健康呢？你是否正处于亚健康状态呢？

常见的亚健康状态有：

1.心慌气短，胸闷憋气，心烦意乱，夜寐不安，多梦易醒。

2.经常自汗、盗汗、出虚汗，稍不注意就会感冒，极度怕冷。

3.舌尖发红，舌苔厚腻，口苦、咽干，大便干燥，小便短赤等。

4.面色无华，憔悴；双目周围，特别是眼下灰暗、发青。

5.四肢发胀，眼皮肿胀，比如有些中老年女性，晨起或劳累后脚踝及小腿容易肿胀，下眼皮也跟着肿胀、下垂。

6.指甲变化异常，比如指甲出现卷如葱管、相似蒜头、剥如竹笋、枯似鱼鳞、曲类鹰爪、塌同瘪螺、月痕不齐、峰突凹残、甲面白点等，多半就是脏腑、经络等出现了问题。

7.女性在月经到来前两三天，四肢发胀，胸部胀满较重、胸胁阵痛，乳房常有硬结。

8.常有胸腹胀满、大便黏滞不畅、肛门湿热之感；食生冷干硬食物常感胃部不适，口中黏滞不爽，吐之为快。严重时，晨起非吐不可，还会逐渐加重。

9.下午常常自觉发热，手心热、口干、全身倦怠无力等。

10.平时视力正常，阵发视力减退（休息后可缓解），伴有目胀、头疼等。

一般来说，只要身体没有出现明显的病症，但又长时间感觉身体不畅快，比如：失眠、乏力、无食欲、容易疲劳、心慌、免疫力低下、易怒、经常感冒、口腔溃疡、便秘，等等，就得注意调理身体，小心误入亚健康状态的门槛，尤其是那些长期处于高度紧张的工作或学习状态的人，更得提防上述症状的出现。

身边有不少人正处于亚健康状态之中，但却自以为是地觉得这反正不是什么病症，对它不理不睬毫不在意。殊不知，人体一旦处于亚健康状态，就是在人体之中埋下了具有极大危害的定时炸弹，随时可能会爆炸，伤害我们的身体。

事实上，亚健康与疾病一样，也是人体内部阴阳失衡的一种表现。只是，它所表现出来的阴阳失衡程度轻于疾病。但量变可是会发生质变的，若是身体长期处于阴阳失衡状态，说不定就会从亚健康状态转变为疾病状态。

中医认为："正气存内，邪不可干""邪之所凑，其气必虚"。意思简单明了，若是阴阳平衡、正气充足，外邪侵袭也不会致人生病；而外邪所集中攻击之处，其正气原本也是相对薄弱的、阴阳失和的。若是人体自身的正常状态被打破，致病因素就会变得越来越多，达到一定数量、足以发生质变时，人体健康就会受损，首先就会出现亚健康状态，防御能力变得越来越弱，生病也就在所难免。

也就是说，身体开始亚健康了，一定要及时调整阴阳平衡，快速恢复到健康状态，尽早阻断疾病发生与发展的可能。

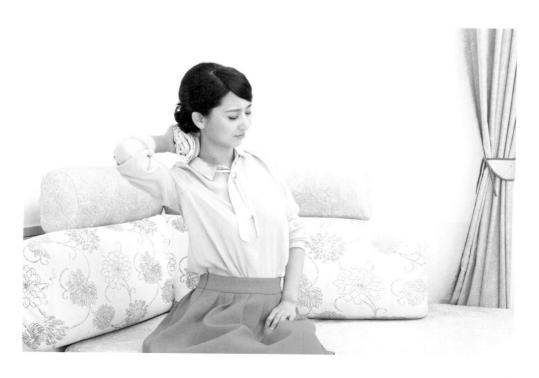

脏腑分阴阳，阴阳失衡疾病来

脏腑也是分阴阳的，一旦脏腑阴阳失衡，各种疾病也就纷纷找上门来了。下面我们就分别来看看脏腑阴阳盛衰会给人体带来哪些变化吧！

脏腑	阳盛	阴盛	阳虚	阴虚
心	发热、精神过度兴奋、心烦失眠、梦中发笑等，程度较严重的还会出现烦躁、发狂	恶寒蜷卧、手足厥冷、精神萎靡、脉微细等	胸闷胸痛、心悸冷汗、恶寒肢冷、精神萎靡等	失眠、多梦、心悸、健忘、虚烦，或心烦怔忡、头晕目眩、五心烦热、盗汗等
肝	头目眩晕、胀痛，头重脚轻、腰膝酸软、舌红少津等	少腹牵引睾丸坠胀冷痛，或阴囊紧缩隐痛，或疼痛牵引股侧，得热则缓解，遇寒则加剧	不常见	头昏眼花、两目干涩、胁肋隐隐灼痛、面部烘热或颧红、五心烦热、潮热盗汗、口燥咽干等
脾	机体的消化吸收功能健全，气血充足，水液代谢平衡，血液运行正常不外溢	吐泻清稀、脘腹冷痛、水肿等	食欲不振、恶心呃逆、大便稀溏、嗳腐吞酸等	饮食减少、口淡乏味、食后腹胀、消瘦倦乏、大便干结、小便短赤等
肺	气道通畅，呼吸调匀，脏腑之气旺盛，全身气血、津液及脏腑生理功能正常	咳嗽喘促、痰液清稀或水肿等	咳嗽气短、呼吸无力、声低懒言、痰如白沫等	咳嗽无痰或痰少而黏，形体消瘦，甚则痰中带血，声音嘶哑等
肾	各脏腑阳气充足，功能正常，身强体健，抗病能力强	畏寒肢冷、腰脊冷痛、下利清谷、小便清长等	腰膝酸软、小便频数或小便不通、阳痿早泄、性功能衰退等	头晕耳鸣、腰膝酸痛、失眠多梦，男子兼见遗精，女子经少或经闭等
胃	牙龈肿痛、口臭、嘈杂易饥、便秘、烦热等	呕吐、腹泻、脘腹冷痛等	胃脘冷痛、喜温喜按、畏冷肢凉等	胃脘隐痛、饥不欲食、大便干结等

Part 2

体质分阴阳，养出令人羡慕的好体质

我们的周围，有的人是急脾气，有的人又是慢性子；有的人不耐寒，也有些人不耐热；有的人面色红润，有的人却怎么保养脸色都有点发暗……这看似没什么大不了，其实就是体质在『作祟』。中医把人的体质分为九型，而这九型却又有阴阳之分，其中气虚质、阳虚质、痰湿质、血瘀质、气郁质都属于阴性体质，而阴虚质、湿热质则属于阳性体质。唯有合理地养生保健，调和阴阳，才能把体质调整到最佳状态，才能守住健康与长寿。

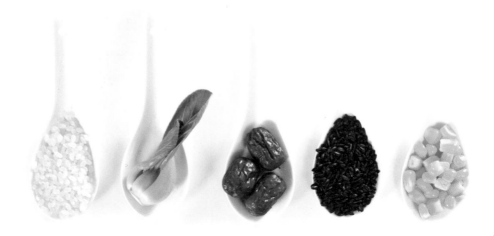

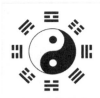

平和体质：
阴阳平衡的好体质

平和体质，顾名思义就是不偏不倚，人体保持着一种阴阳平衡的体质。这类人体形匀称健壮，面色、肤色润泽，头发稠密有光泽，目光有神，唇色红润，不容易疲劳，精力充沛，睡眠、食欲良好，大小便正常，平时患病较少，对自然、社会环境适应能力较强。偶尔一点小感冒，不会影响到正常的学习、工作与生活，属于正常的体质类型。

当然，这种健康的平衡状态，并不单单指没有疾病或者不虚弱，而应该包括身体、精神健康的一种完美状态。如果你的身体挺好，但容易生气、急躁或者跟周边的人相处得不是很融洽甚至相处不来，这都不属于平和状态。

另外，平和体质者，哪怕受到了挫折，遇到了困难，仍旧可以应付得来，也就是身心适应力、调节力强，故可一直处于相对健康的状态，外表看着面色很好，精力充沛，内在心理素质也相当好。

· 体形匀称健壮

· 性格随和开朗

· 不易疲劳，精力充沛

· 面色红润，肤色润泽

· 头发稠密有光泽

· 平时生病较少

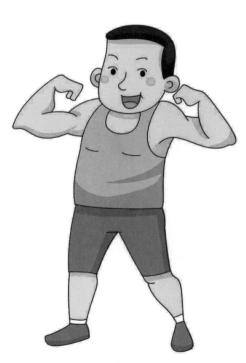

▶ 测一测，你属于平和体质吗？

请根据近一年的体验和感觉，回答以下问题	没有（根本不）	很少（有一点）	有时（有些）	经常（相当）	总是（非常）
（1）您精力充沛吗？	1	2	3	4	5
（2）您容易疲乏吗？ *	1	2	3	4	5
（3）您说话声音无力吗？ *	1	2	3	4	5
（4）您感到闷闷不乐吗？ *	1	2	3	4	5
（5）您比一般人耐受不了寒冷（冬天的寒冷，夏天的冷空调、电扇等）吗？ *	1	2	3	4	5
（6）您能适应外界自然和社会环境的变化吗？	1	2	3	4	5
（7）您容易失眠吗？ *	1	2	3	4	5
（8）您容易忘事（健忘）吗？ *	1	2	3	4	5

判断结果：□是（转化分 ≥ 60 分，其他 8 种体质转化分均 < 30 分）
□倾向是（转化分 ≥ 60 分，其他 8 种体质转化分均 < 40 分）
□否（不满足上述条件者）

注：标有 * 的条目需先逆向计分，即 1→5，2→4，3→3，4→2，5→1，再用公式转化分。

公式为：原始分 = 各个条目的分数相加，转化分数 =[（原始分 − 条目数）/（条目数 × 4）] × 100

▶ 平和体质从何而来？

1. 先天基因良好，有长寿家庭的遗传。

2. 父母善于养生，从小就培养了良好的生活习惯和性格心态。

3. 保持了良好的生活习惯，饮食健康，起居有常。

4. 顺应四季的自然特点调节饮食、穿衣。

5. 保证合理的睡眠。

6. 心态平和，遇烦心事不抱怨。

7. 适度运动，不以追求肌肉为目标。

▶ 跟着"我"全方位平阴阳、调体质

饮食调养

饮食宜粗细合理搭配，多吃五谷杂粮、蔬菜瓜果，少食过于油腻及辛辣的食物；不要过饥或过饱，也不要进食过冷、过烫或不干净的食物；注意戒烟、限酒。

美食推荐——山药芝麻糊

◆ 配方：山药 15 克，黑芝麻、冰糖各 120 克，玫瑰酱、鲜牛奶各适量，粳米少许。

◆ 做法：1. 粳米洗净，浸泡 1 小时左右，捞出；山药洗净，去皮，切丁；黑芝麻炒香。

2. 把粳米、山药、黑芝麻一起倒入料理机内，加入清水与鲜牛奶打成糊。

3. 锅内加入清水、冰糖煮沸，将黑芝麻糊倒入锅内，加入玫瑰酱，不断搅拌均匀即可。

◆ 用法：长期温服。

◆ 功效：理气健脾，阴阳双补。

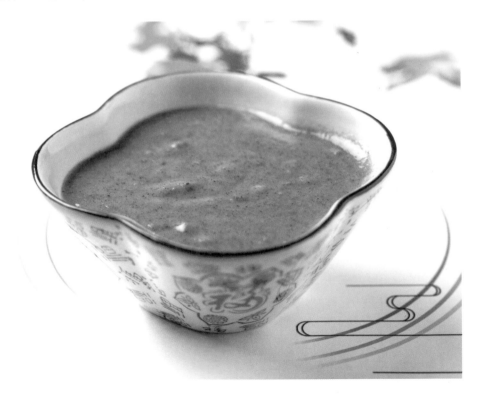

穴位保健

选穴：涌泉穴、足三里穴

定位：

1.涌泉穴位于足底部，蜷足时足前部凹陷处，约当足底第2、3趾趾缝纹头端与足跟连线的前1/3与后2/3交点上。（图1）

2.足三里穴位于小腿前外侧，当犊鼻下3寸，距胫骨前缘1横指处。取穴时，四个手指并拢，将食指放在外膝眼处，小指对应的地方即是。（图2）

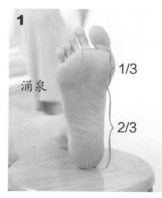
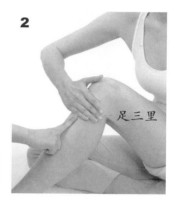

操作：

1.端坐，一手手掌用力搓擦足底的涌泉穴，动作要快速，至足底产生温热感为度。（图3）

2.用按摩棒点按足三里穴，力度适中，至局部感觉酸痛为宜。（图4）

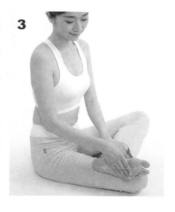
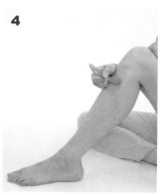

其他调养清单

1.情志调摄：想要体质平和，就要保持平和的心态，大家可根据个人爱好，选择弹琴、下棋、书法、绘画、听音乐、阅读、旅游、种植花草等活动来放松和调适心情。

2.起居调摄：起居宜规律，睡眠要充足，劳逸相结合，穿戴求自然。

3.运动保健：形成良好的运动健身习惯，可根据个人爱好和耐受程度，选择适宜的运动健身项目。

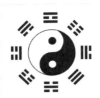

阴虚体质：
不温不燥先滋阴

　　阴虚体质者一般都是形体消瘦的，胖子不多，皮肤干燥，不如一般人那么红润，但是颧骨部分容易红。不仅如此，阴虚体质者的性子比较急，不够温和，做事风风火火，想一下做完，说话急，走路也急，吃饭更急，什么都要求快节奏，一股火气，这都是因为阴虚导致的脾气暴躁。

　　阴虚意味着体内阴津不够。阴津不足，人就变干了，就燥起来了，也就特别容易引起上火。这就好比一口井，井里总是缺水，久而久之就干旱了。于是，就会导致眼干、咽喉干燥、尿黄便干、女性阴道干燥等。反映在人体上，就是身体容易燥热，常常会手心、足心、胸口发热，睡眠差，多梦，每天醒得早，睡觉的时候容易出汗等。

·**体形偏瘦**

·**性情急躁，外向好动，活泼**

·**口燥咽干，喜冷饮**

·**手足心热**

·**尿黄便干**

·**舌红少津**

·**易患虚劳、不寐等病**

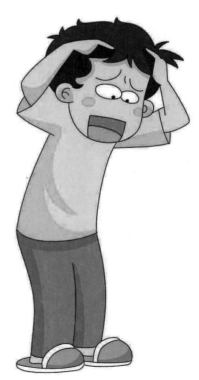

▶ 测一测，你属于阴虚体质吗？

请根据近一年的体验和感觉，回答以下问题	没有（根本不）	很少（有一点）	有时（有些）	经常（相当）	总是（非常）
（1）您感到手脚心发热吗？	1	2	3	4	5
（2）您感觉身体、脸上发热吗？	1	2	3	4	5
（3）您皮肤或口唇干吗？	1	2	3	4	5
（4）您口唇的颜色比一般人红吗？	1	2	3	4	5
（5）您容易便秘或大便干燥吗？	1	2	3	4	5
（6）您面部两颧潮红或偏红吗？	1	2	3	4	5
（7）您感到眼睛干涩吗？	1	2	3	4	5
（8）您活动量稍大就容易出虚汗吗？	1	2	3	4	5

判断结果：□是（转化分 ≥ 40 分）
　　　　　□倾向是（转化分 30~39 分）
　　　　　□否（转化分 < 30 分）

公式为：原始分 = 各个条目的分数相加，转化分数 =[（原始分 − 条目数）/（条目数 ×4）] ×100

▶ 阴虚体质从何而来？

1. 先天不足。母亲阴血不足导致子女阴液亦虚。

2. 女性更年期。女性一生的主要特点是经、带、胎、产。每月的月经，每日的带下，生产时大量的失血，给婴儿哺乳分泌的乳汁，都属于阴血范围，而这些均以损伤阴血为前提，所以，女性多易出现阴虚体质。到了更年期，经血闭止，就是阴血渐枯的表现，意味着人体已经没有多余的经血排出体外，因此，更年期的女性阴虚最常见。

3. 长期发热。某些疾病如果表现为长期发热，就易于在热退之后出现阴虚体质，汗为阴液，发热时不停出汗最容易导致人体阴液耗伤。

4. 男性纵欲耗精。男性阴虚体质并不多见，但长期纵欲的男性极易因为精气耗伤过度而出现肾阴虚的问题，不仅平时易口渴，而且还会出现烦躁、腰酸、多汗等症状。

▶ 跟着"我"全方位平阴阳、调体质

饮食调养

美食推荐——银耳五果羹

◆配方：梨1个，香蕉2根，红枣5颗，桂圆肉15克，枸杞子、银耳各10克，冰糖适量。

◆做法：1. 银耳用温水泡软，与红枣、桂圆肉、枸杞子一起倒入砂锅内，大火煮沸后改用小火慢煮30分钟左右。

2. 梨去皮，切块；香蕉去皮，切小段。

3. 待步骤1的汤稍温后，将梨与香蕉倒入锅内，5分钟后加入冰糖，搅拌至溶化即可。

◆用法：佐餐食用，每日1次。

◆功效：滋阴养血，清热安神。

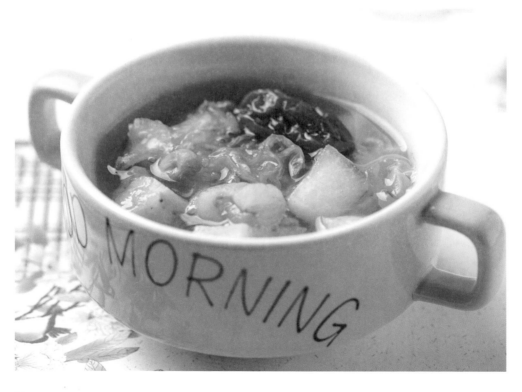

穴位保健

选穴：三阴交穴、太溪穴、照海穴

定位：

1.三阴交穴位于内踝尖上3寸（4横指），胫骨内侧面后缘。取穴时，正坐，屈膝，从内踝尖向上量取4横指，食指上缘与小腿中线的交点处即是。（图1）

2.太溪穴位于足内侧，内踝高点与跟腱后缘连线的中点凹陷处。取穴时，正坐，平放足底，在足内侧，内踝后方，当内踝尖与跟腱之间的凹陷处。（图2）

3.照海穴在足内侧，内踝尖下1寸，内踝下缘边际凹陷中。取穴时，坐位，在足内侧，由内踝尖垂直向下推，至其下缘凹陷处。（图3）

操作：

1.端坐，手持按摩棒按揉对侧的三阴交穴，用力稍重些，至局部产生酸胀感为宜，左右腿交替按摩。（图4）

2.用拇指指端重力按压太溪穴2分钟左右，用力稍重些，两侧穴位交替进行操作，每日2次。（图5）

3.用拇指指端按压照海穴2分钟左右，刺激量以自己有酸胀的感觉为宜，每日1~3次。（图6）

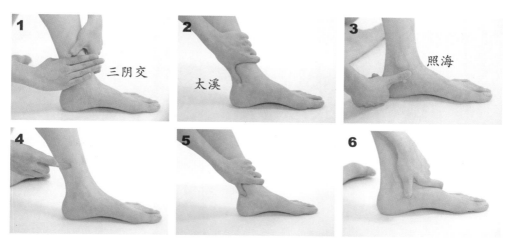

其他调养清单

1.精神调养：阴虚体质的人应遵循《黄帝内经》中"恬淡虚无""精神内守"的养神大法，比如在工作中，对非原则性问题，少与人争，减少动怒；少参加争胜负的文娱活动；适当到乡村静养，远离城市喧嚣。

2.环境调摄：阴虚体质的人容易上火，畏热喜凉，冬寒易过，夏热难受，因此在炎热的夏季应注意避暑。

3.睡个好觉：阴虚的人一般都会有睡眠质量较差的情况。正常情况下夜间阳渐为阴所收敛、潜入阴中，人也随之入睡；而阴虚之人不能敛阳于内，导致他们的身体、精神在晚上仍处于较为亢奋的状态，即便勉强入睡后也容易出现多梦的情况。而长期缺乏睡眠会使人体越发阴虚，造成恶性循环，久而久之导致人适应环境的能力下降，还容易导致早衰。所以阴虚者最好通过调理来睡好觉，要知道，夜晚睡眠好才是补阳滋阴的基本方法。

4.运动保健：阴虚体质的人适合做太极拳、太极剑、气功等动静结合的传统健身项目。锻炼时还得控制出汗量，不宜大汗淋漓地运动，同时要及时补充水分，运动完不宜立即洗澡。

运动推荐——健肺气功锻炼法

①慢走15分钟左右。（图1）

②找个环境幽静、视野开阔的地方站定，全身放松，双目平视，双足迈开与肩同宽。（图2）

③双掌搭在一起，掌心朝上，轻轻地放在肚脐下3厘米左右的位置上。（图3）

④吸气时收腹，再缓缓呼气，放松。（图4）

◆功效：滋肺阴、润肺燥，有效预防并改善肺阴虚、肺火旺所致的全身皮肤发紧、少汗、咽干口渴、大便干燥、嗓子疼痛、鼻涕发黄、舌头发红等症状。

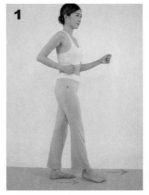

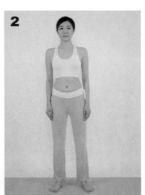

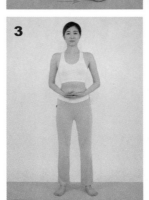

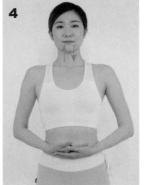

阳虚体质：
助阳不畏寒

　　阳虚体质在人群中很常见，城市人群、知识分子、白领、女性是高发人群。阳虚体质的人，一年四季手都凉，夏天大家都喜欢吹空调，他不敢，一吹空调就手脚冰凉，还要加一件毛衣。但是如果冬天只有手凉，那不算真正的阳虚。"手冷过肘，足冷过膝"，才是真正的阳虚。

　　阳气不足容易使人精神不振、消沉，容易筋骨关节疼痛僵硬、痛经、月经延后、不育不孕、水肿、畏寒怕冷以及得各种痛证等，也会出现肥胖、多囊卵巢、糖脂代谢紊乱等一系列代谢性疾病。

　　比如很多女性，月经前后不能受凉，稍微受凉，就会出现月经延后或者痛经。有的人不能吃凉东西，一吃凉东西就会拉肚子，拉得很厉害。还有的人，一得病就是寒证，比如说同样是感冒，别人感冒时是喉咙痛，流黄鼻涕，吐黄痰，扁桃体发炎化脓；阳虚体质的人感冒，就会流清鼻涕，打喷嚏，喉咙发痒，吐清稀白痰，反映出寒象。总之，阳虚体质的人，给人的整体感觉就是火力不够。

·肌肉松软不实

·畏寒怕冷，手足不温

·喜热饮食

·精神不振

·性格多沉静、内向

·易患痰饮、肿胀、泄泻等病

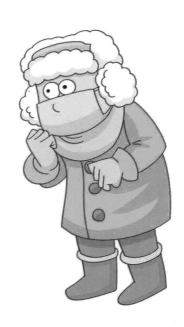

▶ 测一测，你属于阳虚体质吗？

请根据近一年的体验和感觉，回答以下问题	没有（根本不）	很少（有一点）	有时（有些）	经常（相当）	总是（非常）
（1）您手脚发凉吗？	1	2	3	4	5
（2）您胃脘部、背部或腰膝部怕冷吗？	1	2	3	4	5
（3）您感到怕冷、衣服比别人穿得多吗？	1	2	3	4	5
（4）您口唇的颜色比一般人红吗？	1	2	3	4	5
（5）您比别人易患感冒吗？	1	2	3	4	5
（6）您吃（喝）凉的东西会感到不舒服或者怕吃（喝）凉东西吗？	1	2	3	4	5
（7）您受凉或吃（喝）凉的东西后，容易腹泻（拉肚子）吗？	1	2	3	4	5

判断结果：□是（转化分 ≥ 40 分）
　　　　　□倾向是（转化分 30~39 分）
　　　　　□否（转化分 < 30 分）

公式为：原始分 = 各个条目的分数相加，转化分数 =[（原始分 − 条目数）/（条目数 ×4）] ×100

▶ 阳虚体质从何而来？

1. 先天禀赋受之于父母，高龄婚育或孕期过食寒凉食物等，均易导致胎儿形成阳虚体质。

2. 日常衣着单薄，肩、腰、腿经常暴露在外。

3. 长期使用抗生素、利尿剂、激素类药物、清热解毒中药等。

4. 喜食生冷寒凉的食物，或经常预防性地喝凉茶。

5. 纵欲过度，不节制。

6. 长期在寒凉的环境中工作（冷库），或者空调使用温度过低。

7. 过度控制饮食，营养不良。

8. 作息不规律，经常熬夜，过度透支身体。

▶ 跟着"我"全方位平阴阳、调体质

饮食调养

1.多食性质温热的食物，如荔枝、桂圆、栗子、红枣、糯米、韭菜、南瓜、生姜、红糖等。

2.多吃有温阳作用的食品，如羊肉、牛肉、鳝鱼、鸡肉等。也可以适当搭配一些具有补阳祛寒、温养肝肾的中药材，如淫羊藿、肉苁蓉、补骨脂、鹿茸、海马等，做成药膳食用，补阳效果很好。

3.忌食生冷寒凉之物，如冷饮、苦瓜、西瓜、螃蟹、鸭肉等，此类食物最伤脾胃阳气。

美食推荐——干姜红糖水

◆ **配方**：干姜5克，红糖10克。

◆ **做法**：将干姜和红糖一起放入锅内，加入适量清水，大火煮沸后改用小火煮15分钟左右即可。

◆ **用法**：早餐饮服，每日1次。

◆ **功效**：温中散寒，回阳通脉，温肺化饮，暖胃止痛。适用于脾胃阳气不足所致的脘腹冷痛、呕吐泄泻、肢冷脉微、寒饮喘咳等症。

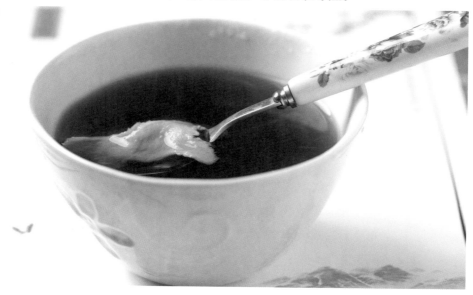

穴位保健

选穴：足三里穴、命门穴、肾俞穴

定位：

1. 足三里穴：位于小腿前外侧，当犊鼻下3寸，距胫骨前缘1横指处。四个手指并拢，将食指放在外膝眼处，小指对应的地方就是足三里穴。（图1）

2. 命门穴：在腰部的后正中线上，第2腰椎棘突下的凹陷处。命门穴其实就是在系裤腰带的地方，和肚脐眼是对应的。（图2）

3. 肾俞穴：位于第2腰椎棘突下，旁开1.5寸。取穴时，在腰部，在和肚脐同一水平线的脊椎左右两边2指宽处。（图3）

操作：

1. 用拇指指端按揉足三里穴，操作2分钟左右，每日2次，左右交替。（图4）

2. 自然站立，双手快速搓擦至热，再将手掌紧贴于腰部的命门穴，并左右来回不停地搓擦，至局部发热为宜。（图5）

3. 自然站立，用按摩工具或拇指指腹重力按揉被按摩者的肾俞穴，至局部产生酸胀感为宜。（图6）

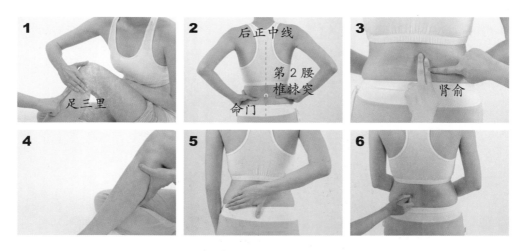

其他调养清单

1. 精神调养：阳气不足的人常表现出情绪不佳，如肝阳虚者善恐、心阳虚者善悲。因此，要善于调节自己的情绪，比如散散步、听听音乐、看看书、与人聊聊心事等，消除或减少不良情绪的影响。

2. 环境调摄：阳虚体质的人适应寒暑变化的能力差，稍微转凉，就会觉得冷得受不了。因此，在严寒的冬季，要注意保暖，防止受寒，比如在阳光明媚的中午时分晒晒太阳，每次晒 20~30 分钟，就是冬季补阳的好方法，可以大大增强人体适应冬季严寒气候的能力。

在春夏之季，也要注意培补阳气，防止受寒。因为夏季人体阳气趋向体表，毛孔、腠理都是张开的，所以，阳虚体质的人切不可在室外露宿；睡眠时，不要让电扇直吹；吹空调时，要注意室内外的温差不要过大；同时避免在树荫下、水亭中及过堂风很大的过道久停。如果不注意夏季防寒，只图一时之快，更容易损伤阳气，加重阳虚症状。

3. 起居调养：阳虚体质的人要注意规律作息，不熬夜，晚上不晚于 23 点入睡，冬季不超过 22 点入睡。最好在阳光充足时适当进行户外活动，不可长期待在阴暗、潮湿、寒冷的环境下工作和生活。平时要避免劳累，切忌出大汗，出汗越多，阳气损失越多。另外，阳虚之人每晚用热水泡脚、搓搓后腰，对补充阳气很有效果。

4. 运动保健：中医讲"动则生阳"，阳虚体质的人一定要适当地加强体育锻炼，一年四季，坚持不懈，每天进行 1~2 次。具体项目，根据体力强弱而定，如散步、慢跑、太极拳、五禽戏、八段锦、内养操、球类活动和各种舞蹈活动等，也可以经常做做日光浴、空气浴，以强壮卫阳。气功方面，坚持做强壮功、站桩功、保健功、长寿功等，都可以起到一定的补阳作用。哪怕是躺在床上练练提肛运动，同样可以补阳补虚。

运动推荐——提肛运动

①姿势随意，全身放松，集中精力。

②收缩会阴、肛门、腹部、臀部以及盆腔底部肌肉，边收缩边呼吸。吸气收，呼气放。反复做20~30次。（下图）

◆**功效**：可使全身气血畅通，有效调理五脏的阳气。

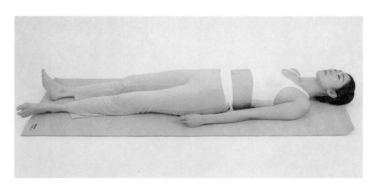

气郁体质：
理顺气，调情绪

气郁，就是气不顺了。气郁体质者总是给人一种惆怅、不是很阳光的感觉，内心总是郁郁寡欢，对世间的很多事情反应比较低沉，情绪比较低落。其实，这类人往往存在或轻或重抑郁症的隐患。比如《红楼梦》中的林黛玉，就是典型的气郁体质者。

另外，气郁体质的人，体形一般偏瘦，睡眠质量一般不太好，容易失眠。而且女性多于男性，常常伴有胁肋部或乳房胀痛。如果这个女性恰好处在更年期，还容易患上更年期综合征，出现焦躁、悲伤、盗汗、潮热等症状。

· 多形体偏瘦

· 神情抑郁，烦闷不乐

· 性格内向，敏感多虑

· 情感脆弱，喜怒无常

· 睡眠差，易失眠

· 易患梅核气、百合病及郁证等

▶ 测一测，你属于气郁体质吗？

请根据近一年的体验和感觉，回答以下问题	没有（根本不）	很少（有一点）	有时（有些）	经常（相当）	总是（非常）
（1）您感到闷闷不乐吗？	1	2	3	4	5
（2）您容易精神紧张、焦虑不安吗？	1	2	3	4	5
（3）您多愁善感、感情脆弱吗？	1	2	3	4	5
（4）您容易感到害怕或受到惊吓吗？	1	2	3	4	5
（5）您胁肋部或乳房胀痛吗？	1	2	3	4	5
（6）您无缘无故叹气吗？	1	2	3	4	5
（7）您咽喉部有异物感，且吐之不出、咽之不下吗？	1	2	3	4	5

判断结果：□是（转化分 ≥ 40 分）
　　　　　□倾向是（转化分 30~39 分）
　　　　　□否（转化分 < 30 分）

公式为：原始分 = 各个条目的分数相加，转化分数 =[（原始分 － 条目数）/（条目数 ×4）] ×100

▶ 气郁体质从何而来？

1. 受父母影响，天生气滞忧郁，尤其母亲在怀孕时情志不展、郁郁不乐，就容易将气郁体质遗传给下一代。

2. 工作压力比较大，如白领阶层、行政工作人员、管理人员等人群。

3. 幼年时曾经历过比较大的不良生活事件打击，比如父母离异、寄人篱下、自信心受到过打击等。

4. 过度要求完美，对自己、对别人都要求太高。

5. 欲望不遂：有些人欲望多，但难以实现，一旦遭受挫折，就容易陷入抑郁，如果长时间得不到调整，就会形成气郁体质。

▶ 跟着"我"全方位平阴阳、调体质

饮食调养

1. 多吃行气解郁、补气血的食物，如萝卜、香菜、金橘、玫瑰花等。也可以用一些疏肝解郁、活血行气的中药材，如柴胡、当归、白芍、陈皮等，做成药膳食用，对缓解气郁症状效果很好。

2. 少吃寒凉的食物，如冰镇饮料，尽量不要生吃蔬菜；也要避免食用辛辣刺激之物，如辣椒、咖啡、浓茶等。

3. 加强饮食调补，多吃些百合莲子汤等，健脾、养心且安神。

美食推荐——橘皮竹茹粥

◆**配方**：橘皮 25 克，粳米 100 克，竹茹 30 克。

◆**做法**：1. 将竹茹洗净，放入凉水中浸泡 30 分钟左右。

2. 热锅，倒入适量清水，大火煮沸，放入竹茹，再煮沸 5 分钟左右，过滤，留下竹茹水。

3. 将橘皮洗净，切丝；粳米淘洗干净。

4. 将粳米倒入竹茹水中，小火熬制成粥，再加入橘皮丝煮约 10 分钟即可。

◆**用法**：温服，早餐服用，每日 1 次。

◆**功效**：理气健脾，开胸顺气。

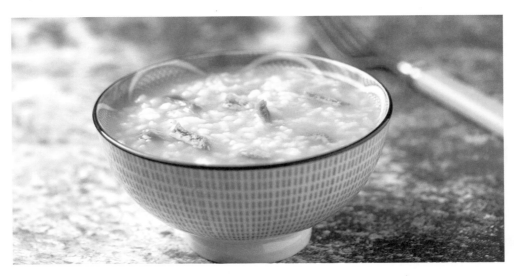

穴位保健

选穴：膻中穴、太冲穴

定位：

1.膻中穴：位于前正中线上，平第4肋间隙。取穴时，在人体的胸部的正中线上，两乳头之间连线的中点，按压有酸胀感。（图1）

2.太冲穴：位于足背，第1、2跖骨结合部之前凹陷中。取穴时，用手指沿第1和第2脚趾之间的缝隙向上移动，感觉到动脉跳动处即是。（图2）

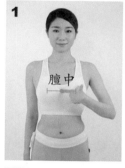
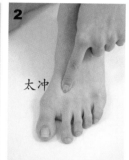

操作：

1.自然站立，一手拇指指腹按揉膻中穴，先顺时针后逆时针分别按揉20圈，至局部产生酸胀感为宜。（图3）

2.端坐，用一手拇指指端按揉太冲穴2~3分钟，力度适中，至局部产生酸胀感为宜，左右脚交替按揉。（图4）

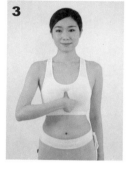
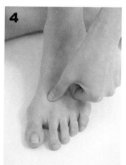

其他调养清单

1.气郁体质的人应适度发泄，多做一些舒展身心的活动，可以听一些欢快、振奋的音乐。

2.保持房间敞亮，空气清新、流通。

3.早睡早起。早晨的阳光让你感受到跃跃欲动的生机活力，早睡是保障肝脏造血的最佳方式。

4.克服一些不良欲望，学会知足常乐，适可而止，从清心寡欲中获取平静与恬淡自怡的心境。

5.气郁体质的人平时要多做些健身活动，建议每天做30~60分钟的有氧运动。选择具体的运动项目时，应以拉伸、舒展运动为主，比如太极拳、八段锦、瑜伽、游泳等。

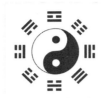

气虚体质：
补元气，顺好气

气虚，说白了就是气不够用了，总是感觉累得慌，怎么休息都无济于事，日常生活中，大家一起去做某一件事情，其他人可能一点也不觉得累，但气虚之人就会不停地出汗，还总是一副上气不接下气的样子，着实令人难受。这样的体质就是气虚体质。

气虚体质的人都偏胖，但胖而不实，肌肤很松软，就是我们常说的"虚胖"。还不耐寒热，一热就容易出汗，一降温就怕冷、怕风，因此总爱感冒，隔三差五就会流鼻涕、打喷嚏等。也特别容易患内脏下垂等病，如胃下垂、脱肛、子宫脱垂等。

除此之外，气虚之人的耐力还有点儿差，跑步只能跑一两千米，若是让他坚持跑上四五千米，身体便会产生反应，感觉受不了，特别容易出汗。

·肌肉松软不实

·性格内向，不喜冒险

·语音低弱，气短懒言

·容易疲乏，易出汗

·精神不振

·易患感冒、内脏下垂等病

·病后康复缓慢

▶ 测一测，你属于气虚体质吗?

请根据近一年的体验和感觉，回答以下问题	没有（根本不）	很少（有一点）	有时（有些）	经常（相当）	总是（非常）
（1）你容易疲乏吗？	1	2	3	4	5
（2）您容易气短（呼吸短促，接不上气）吗？	1	2	3	4	5
（3）您容易心慌吗？	1	2	3	4	5
（4）您容易头晕或站起时容易晕眩吗？	1	2	3	4	5
（5）您比别人容易患感冒吗？	1	2	3	4	5
（6）您喜欢安静、懒得说话吗？	1	2	3	4	5
（7）您说话声音无力吗？	1	2	3	4	5
（8）您活动量大就容易出虚汗吗？	1	2	3	4	5
判断结果：□是（转化分 ≥ 40 分） □倾向是（转化分 30~39 分） □否（转化分 < 30 分）					

公式为：原始分 = 各个条目的分数相加，转化分数 =[（原始分 − 条目数）/（条目数 ×4）] ×100

▶ 气虚体质从何而来?

1.先天禀赋受之于父母。母亲怀孕时营养不足；妊娠反应强烈，长时间无法正常进食；早产；喂养不当。

2.大病、久病之后，元气大伤。

3.长期过度用脑，思虑过度，劳伤心脾。

4.过劳，曾经是重体力劳动者或者是职业运动员。

5.长期节食，造成人体摄入营养不足。

6.喜食生冷寒凉、肥甘厚腻之物。

7.七情郁结，中焦不畅，脾失健运。

8.缺乏运动，好逸恶动。

▶ 跟着"我"全方位平阴阳、调体质

饮食调养

1. 多吃性平偏温、具有补气作用而且易消化的食物，如糯米、山药、白扁豆、红枣、鸡肉、牛肉等。也可搭配党参、黄芪等补气中药一起做成药膳。

2. 多吃些补血食物，如桂圆、猪肝等，因为气虚往往是和血虚同时出现的，注重补气的时候也要注重补血，以达到气血平衡。

3. 不宜食用生冷寒凉、肥甘厚味、辛辣食物及破气耗气之物，如白萝卜、莱菔子、山楂、槟榔、柿子、薄荷、胡椒等，以免损伤脾胃之气，导致气血运化不足。

美食推荐——山药莲子炖猪肚

◆配方：山药 500 克，猪肚半个，去心莲子 50 克，香菇 4 朵，枸杞子、料酒、盐、胡椒粉、高汤各适量。

◆做法：1. 山药洗净，切块；猪肚洗净，用沸水烫一下。

2. 香菇泡软、去蒂，对切成两半。

3. 锅内倒入适量清水，放入猪肚，倒入料酒，撒入盐、胡椒粉，大火煮沸后改用小火煮约 40 分钟，待猪肚熟软时捞出，再浸泡在凉水中，捞出后切条。

4. 将上述食材一起倒入高汤内，煮约 20 分钟，调入盐即可。

◆用法：佐餐食用，每周 2 次。

◆功效：补气健脾。

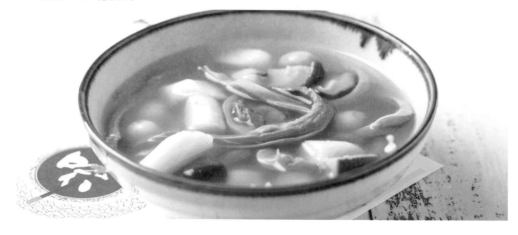

穴位保健

选穴：膻中穴、足三里穴

定位：

1.膻中穴：位于前正中线上，平第4肋间隙。取穴时，在人体胸部的正中线上，两乳头之间连线的中点，按压有酸胀感。（图1）

2.足三里穴：位于小腿前外侧，当犊鼻下3寸，距胫骨前缘1横指处。取穴时，四个手指并拢，将食指放在外膝眼处，小指对应的地方即是。（图2）

操作：

1.用手掌横擦腋下至膻中穴（图3），反复20次；再用掌根重力按压膻中穴2~3分钟（图4）。

2.手握空拳，连续叩击足三里穴2~3分钟，应逐渐增加力度，至局部皮肤发红微热。（图5）

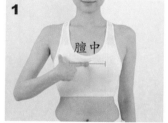
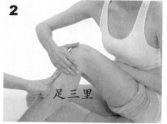
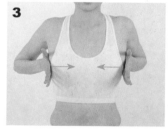
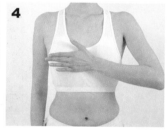
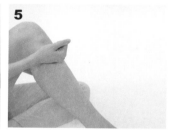

其他调养清单

1.**起居调养：**气虚体质的人应养成良好的作息习惯，保证睡眠充足，不熬夜，因为熬夜是非常损耗气血的，越熬夜，气血越亏。平时要注意保暖，避免受风寒，不要劳汗当风，以防止外邪侵袭。还要避免劳累，不可过于劳作，否则劳则气耗，更容易损伤人体正气，加重气虚。

2.**精神养生：**气虚体质的人也要注意情绪调节，遇事不要考虑过多，注意劳逸结合，保持心情舒畅。

3.**运动保健：**气虚体质的人宜选择缓慢的有氧运动，比如慢跑、瑜伽、散步等，避免过度运动而加重气虚。也可以练习一些呼吸法，对补气有效。

血瘀体质：
通血脉，脸不黑

生活中，有些人不小心撞到身体某个部位，总会很快地起一大块乌青，俗称"鬼拧青"。这其实就是中医体质学上所说的血瘀体质。血瘀则意味着血脉不流通，血脉瘀堵了。通则不痛，痛则不通，这类人一般会以各种各样的疼痛形式表现出不舒服，比如刺痛、憋痛，常见的有胃痛、肚子痛、胸痛等。

另外，血脉流通不畅的人脸色多呈灰暗，口唇色相对较深，容易落疤，甚至会形成暗斑，大多还会长肿瘤。

而且，这类人的皮肤上多见静脉曲张，皮肤干燥，有的甚至呈鱼鳞样。舌质偏暗，看上去比同龄人苍老，脾气还比较急。

· 胖瘦均见

· 肤色晦暗，口唇黯淡

· 色素沉着，容易出现瘀斑

· 舌黯或有瘀点，舌下络脉紫黯或增粗

· 易烦，健忘

· 易患症瘕及痛证、血证等

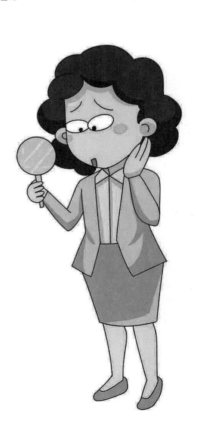

▶ 测一测，你属于血瘀体质吗？

请根据近一年的体验和感觉，回答以下问题	没有（根本不）	很少（有一点）	有时（有些）	经常（相当）	总是（非常）
（1）您的皮肤在不知不觉中会出现青紫瘀斑（皮下出血）吗？	1	2	3	4	5
（2）您两颧部有细微红丝吗？	1	2	3	4	5
（3）您身体上有哪里疼痛吗？	1	2	3	4	5
（4）您面色晦暗或容易出现褐斑吗？	1	2	3	4	5
（5）您容易有黑眼圈吗？	1	2	3	4	5
（6）您容易忘事（健忘）吗？	1	2	3	4	5
（7）您口唇颜色偏黯吗？	1	2	3	4	5

判断结果：□是（转化分 ≥ 40 分）
□倾向是（转化分 30~39 分）
□否（转化分 < 30 分）

公式为：原始分 = 各个条目的分数相加，转化分数 =[（原始分 - 条目数）/（条目数 ×4）] ×100

▶ 血瘀体质从何而来？

1. 先天禀赋受之于父母。

2. 七情不调，抑郁、压抑，长期不能舒展，性格敏感、消极。

3. 曾有过严重的创伤。

4. 疾病绵延不愈，长期服药，损伤肝脏。

5. 长期处于寒冷的环境中工作或生活。

6. 久食寒凉之物。

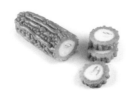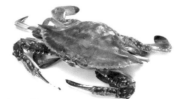

苦瓜、螃蟹均为寒凉之物。

▶ 跟着"我"全方位平阴阳、调体质

饮食调养

1. 多吃具有活血、散结、行气、通络作用的食物，如丝瓜、海带、鲤鱼、山楂、金橘等。

2. 血瘀严重的人还可以用一些活血祛瘀的中药，如红花、桃仁、当归、赤芍、牡丹皮等，做成药膳或茶饮服用，可以起到很好的改善作用，但最好在医师指导下使用，并应注意用量。

3. 少食油腻、寒凉之物，如奶油、肥猪肉、西瓜、蟹黄等。因为油腻会令血脉不畅，寒凉会令血脉凝滞，容易加重血瘀症状。

美食推荐——乌贼桃仁汤

◆ **配方：** 新鲜乌贼肉 250 克，桃仁 15 克，韭菜花 10 克，料酒、白糖、盐各适量。

◆ **做法：** 1. 乌贼肉冲洗干净，切条。

2. 桃仁洗净，去皮。

3. 热锅，倒入适量清水，加入桃仁，中火煮沸后，倒入乌贼肉，加入料酒、盐、白糖调味，快出锅前加入韭菜花，拌匀即可。

◆ **用法：** 佐餐食用，每周 1 次。

◆ **功效：** 化瘀血，行气结，并能养血调经。

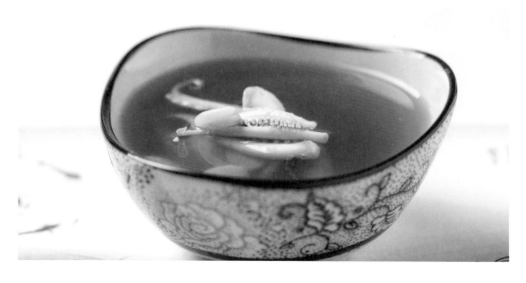

穴位保健

选穴：血海穴、内关穴

定位：

1.血海穴：在髌骨内上缘上2寸，当股四头肌内侧头的隆起处。取穴时，屈膝，以掌心按于左膝髌骨上缘，第2~5指向上伸直，拇指约呈45°斜置，拇指尖下即是。（图1）

2.内关穴：位于腕横纹上2寸，掌长肌腱与桡侧腕屈肌腱之间。取穴时，从腕横纹向上量取2横指（拇指），两筋之间即是。（图2）

操作：

1.用双手拇指指腹分别按揉两腿上的血海穴，用力稍重，至穴位处产生胀痛感为宜。（图3）

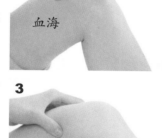
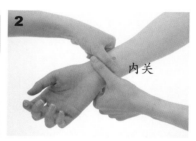

2.端坐，手持牛角按摩器点按对侧手臂的内关穴，力度不宜过大，至穴位处感觉酸胀为宜，左右手交替按摩。（图4）

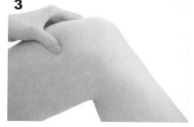
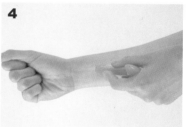

其他调养清单

1.适度运动：血瘀体质的人要坚持适度的有氧运动，如游泳、瑜伽、太极拳等，来增强心肺功能，促进体内血液循环，有助于消散瘀血。但中老年血瘀体质者不宜参加剧烈、爆发性强、竞技类的运动。

2.起居调养：血得温则行，得寒则凝。血瘀体质者要避免寒冷刺激，秋冬要特别注意保暖；日常生活中应动静结合，不可贪图安逸，以免加重气血郁滞。气为血之帅，因此也需注意情志舒畅，不要恼怒郁愤。还要保持良好睡眠及生活习惯。

痰湿体质：
健脾除湿不怕胖

　　痰湿体质的人一般体形较胖，腹部肥满而松软，面色淡黄而暗，没有光泽。平时比较容易困倦，不爱运动，手足易凉，经常感觉胸闷，痰比较多，还容易肠胃不适，喝点酒或吃了油腻的东西后易腹泻，大便不成形，有的人甚至会偶有关节酸痛不适。细看他的舌头，你会发现舌头上有着厚厚的一层舌苔，就像吃了饼干一样。

　　中医认为，痰湿的形成主要是脾的功能出现了问题。我们知道，脾是主运化水湿的，如果脾的阳气不足，就会使脾胃的功能失调，出现脾失健运的现象。那么，进入人体的食物和水也就不能及时被转化成对人体有用的精微物质，而是滞留下来变成了水湿。水湿越积越多，就会慢慢化成痰。所以，痰湿体质多是由于脾虚不能运化水湿所致。

·体形肥胖，腹部肥满松软

·面部皮肤油脂较多，多汗且黏

·胸闷

·痰多

·口黏腻或甜，喜食肥甘甜黏

·性格偏温和、稳重，多善于忍耐

·易患脑卒中、胸痹等病

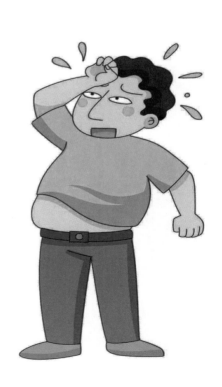

▶ 测一测，你属于痰湿体质吗?

请根据近一年的体验和感觉，回答以下问题	没有（根本不）	很少（有一点）	有时（有些）	经常（相当）	总是（非常）
（1）您感到胸闷或腹部胀满吗?	1	2	3	4	5
（2）您感到身体不轻松或不爽快吗?	1	2	3	4	5
（3）您腹部肥满松软吗?	1	2	3	4	5
（4）您有额部油脂分泌多的现象吗?	1	2	3	4	5
（5）您上眼睑比别人肿（轻微隆起的现象）吗?	1	2	3	4	5
（6）您嘴里有黏黏的感觉吗?	1	2	3	4	5
（7）您平时痰多，特别是咽喉部总感到有痰堵着吗?	1	2	3	4	5
（8）您舌苔厚腻吗?	1	2	3	4	5
判断结果：□是（转化分 ≥ 40 分） □倾向是（转化分 30~39 分） □否（转化分 < 30 分）					

公式为：原始分 = 各个条目的分数相加，转化分数 =[（原始分 - 条目数）/（条目数 ×4）] ×100

▶ 痰湿体质从何而来?

1.先天禀赋受之于父母。

2.不良饮食习惯：饮酒过多，暴饮暴食，爱吃生冷寒凉、膏粱厚味，长期口味偏咸等，对肺、脾、肾造成损害，水液传导功能失司，壅滞于体内则形成痰湿。

3.久坐：长时间含胸塌背，较少运动，体内食物难以代谢，致使痰湿堆积于体内。

4.减肥药服用过多，或不吃早餐，喜吃夜宵，损伤脾胃。

5.情志不舒，多忧思，损及脾胃。

▶ 跟着"我"全方位平阴阳、调体质

饮食调理

1. 多吃具有健脾利湿作用的食物，如薏米、扁豆、红小豆、冬瓜等。

2. 痰湿严重者可搭配一些健脾祛湿的中药材，如茯苓、白术、荷叶、芡实、陈皮、苍术等，做成药膳食用。

3. 忌食肥甘厚腻、酸涩食物，如鸭肉、橘子、柚子、石榴、柿子及煎炸食物、肥肉、奶油等。

美食推荐——荷叶莲藕烧豆芽

◆ 配方：新鲜荷叶 200 克（干品减半），水发莲子 50 克，藕丝 100 克，绿豆芽 150 克，盐适量。

◆ 做法：1. 莲子与荷叶加水煎汤。

　　　　2. 热油锅，倒入藕丝，炒至七成熟，加入绿豆芽，倒入荷叶莲子汤，加盐调味，中火煮至全部材料熟烂，至汤汁收干即可。

◆ 用法：佐餐食用，隔日 1 次。

◆ 功效：补肾健脾，渗水燥湿，消除肥胖。

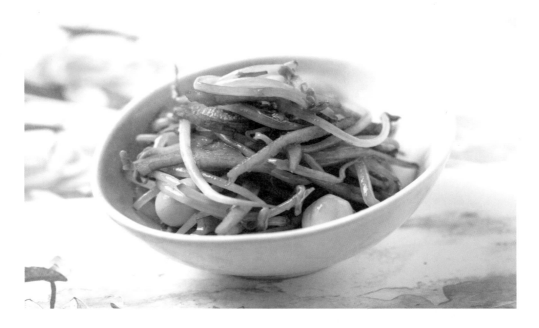

穴位保健

选穴：足三里穴、丰隆穴、水道穴

定位：

1.足三里穴：位于小腿前外侧，当犊鼻下3寸，距胫骨前缘1横指处。取穴时，四个手指并拢，将食指放在外膝眼处，小指对应的地方即是。（图1）

2.丰隆穴：位于小腿前外侧，外踝尖上8寸，条口穴外1寸，距胫骨前缘1.5寸。取穴时，正坐屈膝，先找到外膝眼与外踝尖连线的中点，再找到胫骨前缘外侧2横指，和刚才那个中点平齐的地方即是此穴。（图2）

3.水道穴：位于下腹部，脐中下3寸，前正中线旁开2寸。取穴时，从肚脐沿正中线向下量4横指，再水平旁开约2横指，按压有酸胀感处即是。（图3）

操作：

1.用拇指指端点按足三里穴，每次操作2分钟左右，每日2次。（图4）

2.用拇指指端按压丰隆穴，每次操作2分钟左右，每日2次。（图5）

3.自然站立，双手食指与中指并拢，缓缓点揉水道穴，用力稍轻些，至局部感觉湿热为宜。（图6）

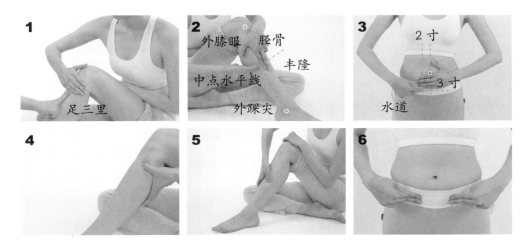

其他调养清单

1.适度运动：痰湿体质的人耐热能力差，所以要尽量避免在炎热的环境中锻炼。平时应多进行户外活动，以舒展阳气，通达气机。运动负荷强度较高时，要注意运动的节奏，循序渐进地进行锻炼，保证安全。

2.起居调养：痰湿体质者一定要远离潮湿，避免寒湿侵袭。

湿热体质：
祛湿散热，不爱长痘

　　湿热体质的人比较常见，男女老少都有，尤其以青年人最多，其标志性特征就是：脸上爱出油，爱长痘，口舌生疮。体内有湿热，表现在皮肤上就是长痤疮，女孩一般长在额头两边，男孩则爱长在胡须一边。一旦吃了油腻、容易上火的东西，多半隔天就会长出痘痘，甚至还会长脓疱，有些人的脖子、头发里都会滋生。

　　此外，这类人形体偏胖或消瘦，面垢多油光，易患口腔溃疡，常常觉得口鼻发热，脾气一般比较急，耐性差。平日睡眠质量不是很好，易早醒；小便偏黄且气味重，大便多黏滞不畅；男性多阴囊潮湿，女性常带下增多；舌质偏红，舌苔黄腻，等等。

· 形体偏胖或偏瘦

· 身重困倦

· 面垢油光，易生痤疮

· 口苦口干

· 大便黏滞不畅或燥结，小便短黄

· 男性易阴囊潮湿，女性易带下增多

· 容易心烦急躁

· 易患疮疖、黄疸、热淋等病

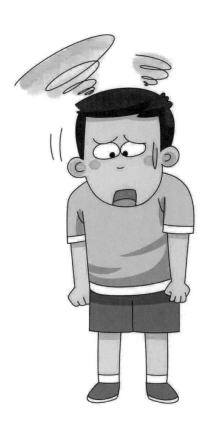

▶ 测一测，你属于湿热体质吗？

请根据近一年的体验和感觉，回答以下问题	没有（根本不）	很少（有一点）	有时（有些）	经常（相当）	总是（非常）
（1）您面部或鼻部有油腻感或者油亮发光吗？	1	2	3	4	5
（2）您容易生痤疮或疮疖吗？	1	2	3	4	5
（3）您感到口苦或嘴里总有异味吗？	1	2	3	4	5
（4）您大便黏滞不畅、有解不尽的感觉吗？	1	2	3	4	5
（5）您小便时尿道有发热感、尿色浓（深）吗？	1	2	3	4	5
（6）您白带颜色发黄吗？（仅限女性）	1	2	3	4	5
（7）您的阴囊部位潮湿吗？（仅限男性）	1	2	3	4	5
判断结果：□是（转化分 ≥ 40 分） □倾向是（转化分 30~39 分） □否（转化分 < 30 分）					

公式为：原始分 = 各个条目的分数相加，转化分数 =[（原始分 − 条目数）/（条目数 ×4）]×100

▶ 湿热体质从何而来？

1.先天禀赋受之于父母。

2.长期生活在潮湿闷热环境中，日久脾胃受困；或夏季在空调的作用下，很容易造成腠理闭塞，形成或加重湿热体质。

3.长期情绪压抑，心理压力大，造成人体气机郁滞，气滞日久化火，引起津液代谢障碍，日久形成湿热体质。

4.过食肥甘、辛热食物或进食速度过快，是导致湿热体质形成的主要原因。

5.饮食过度贪凉，日久水湿不能运化，停积肠胃，酝湿生热。

► 跟着"我"全方位平阴阳、调体质

饮食调理

1. 多选择寒凉、清利的食物，如绿豆、薏米、苦瓜、冬瓜、丝瓜、甘蔗、西瓜等，以协助机体清热泻火、化湿利水。

2. 湿热严重的人可选用一些清热利湿的中药材，如茵陈、黄芩、金钱草、蒲公英、金荞麦等，做成药膳，可有效改善湿热体质。

3. 少吃肥甘厚味、辛辣刺激的食物，如辣椒、韭菜、八角、桂圆、酒、肥鱼大肉等，以保持良好的消化功能，避免水湿内停或湿从外入。

美食推荐 1——薏米银菊饮

◆ **配方**：金银花、野菊花、蒲公英各 15 克，甘草 9 克，薏米 60 克。

◆ **做法**：1. 将薏米洗净，用清水泡透。

　　　　　2. 将薏米放入锅内，大火煮沸后改用小火煮约 20 分钟，再放入甘草、金银花、野菊花、蒲公英等，继续煮约 10 分钟即可。

◆ **用法**：代茶频饮，每日 1 次。

◆ **功效**：清热，解毒，利湿。

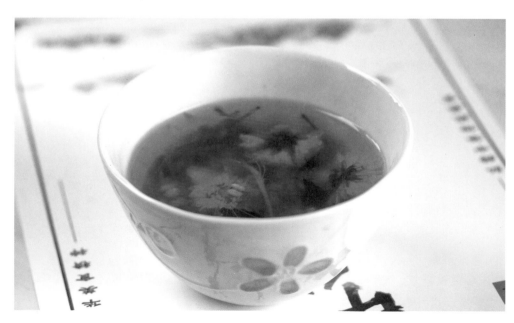

美食推荐 2——薏米山药扁豆粥

◆**配方：**薏米、白扁豆各 10 克，山药 15 克，粳米 20 克。

◆**做法：**所有材料洗净，入锅，加水，小火慢熬成粥即可。

◆**用法：**早餐温服，隔日 1 次。

◆**功效：**健脾胃，利湿。

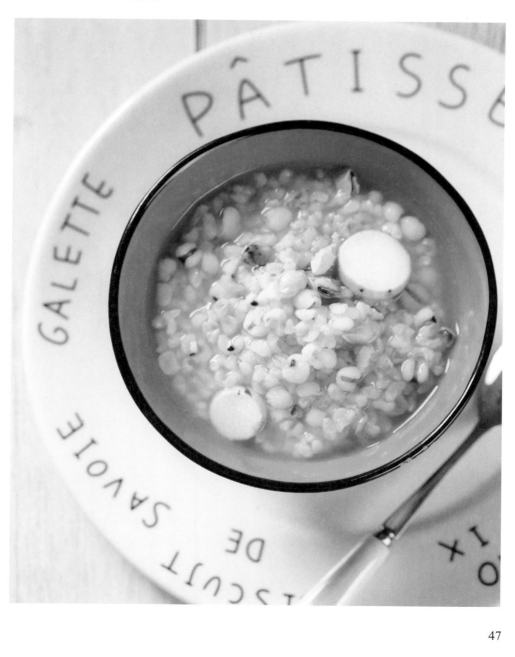

穴位保健

选穴：中脘穴、阳陵泉穴

定位：

1.中脘穴：位于人体上腹部，前正中线上，当脐中上4寸。取穴时，胸骨下端和肚脐连接线中点处即是。（图1）

2.阳陵泉穴：位于小腿外侧，当腓骨小头前下方凹陷中。取穴时，正坐屈膝，膝盖斜下方，小腿外侧之腓骨小头稍前凹陷中即是。（图2）

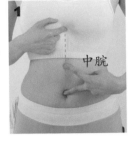
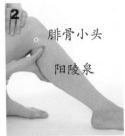

操作：

1.整个手掌张开，置于腹部的中脘穴，并按顺时针方向按揉，至感觉温热为宜。（图3）

2.用按摩棒点按阳陵泉穴，力度适中，至穴位处产生酸胀感为宜。（图4）

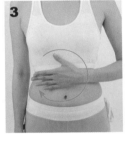
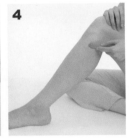

其他调养清单

1.在日常起居上，湿热体质的人要注意避免熬夜或过于劳累，必须保持充足且有规律的睡眠。

2.寒凉的天气要注意保暖，多洗热水澡。盛夏暑湿较重的季节，要减少户外活动的时间，要穿宽松、透气的衣服，这样有利于汗液蒸发，祛除体内湿气。

3.加强运动，如中长跑、游泳、爬山等，以促进体内湿气排出。如果身体不好，也可以选择舒缓类的运动，如瑜伽、五禽戏、太极拳、普拉提等，重点在于舒展筋骨及关节,增强身体柔韧度，以帮助身体排出湿热。

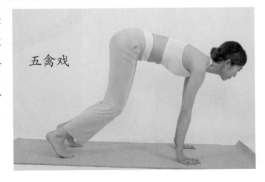

特禀体质：
过敏也是一种体质

如今易过敏的人越来越多，湿疹、过敏性鼻炎、哮喘已成为常见病。比如有些病人，每年一到春暖花开的时候，脸上就起很多小疙瘩，在中医看来，这种就是"特禀体质"者。特禀体质的人一般比较瘦弱，面色白，情绪不稳定，对环境敏感，如对花粉、特定食物、异常气味等过敏。患鼻炎、哮喘、皮疹的概率高，往往有一定遗传倾向。

· 无特殊形体特征；先天禀赋异常者或有畸形，或有生理缺陷

· 易患哮喘、荨麻疹、花粉症、过敏性鼻炎及食物过敏等过敏性疾病

· 易患遗传性疾病，如血友病、唐氏综合征等

· 易患胎传性疾病，如五迟、五软、解颅、胎惊等

· 对环境适应能力差，易引发宿疾

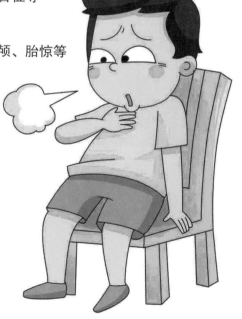

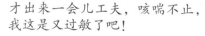
才出来一会儿工夫，咳喘不止，我这是又过敏了吧！

▶ 测一测，你属于特禀体质吗？

请根据近一年的体验和感觉，回答以下问题	没有 （根本不）	很少 （有一点）	有时 （有些）	经常 （相当）	总是 （非常）
（1）您没有感冒时也会打喷嚏吗？	1	2	3	4	5
（2）您没有感冒时也会鼻塞、流鼻涕吗？	1	2	3	4	5
（3）您有因季节变化、温度变化或异味等原因而咳喘的现象吗？	1	2	3	4	5
（4）您容易过敏（对药物、食物、气味、花粉或在季节交替、气候变化时）吗？	1	2	3	4	5
（5）您的皮肤容易起荨麻疹（风团、风疹块、风疙瘩）吗？	1	2	3	4	5
（6）您的皮肤因过敏出现过紫癜（紫红色瘀点、瘀斑）吗？	1	2	3	4	5
（7）您的皮肤会一抓就红，并出现抓痕吗？	1	2	3	4	5
判断结果：□是（转化分≥ 40 分） □倾向是（转化分 30~39 分） □否（转化分＜ 30 分）					

公式为：原始分 = 各个条目的分数相加，转化分数 =[（原始分 - 条目数）/（条目数 ×4）] ×100

▶ 特禀体质从何而来？

特禀体质是由先天因素和遗传因素造成的一种体质缺陷，包括先天性、遗传性的生理缺陷，先天性、遗传性疾病，变态反应，原发性免疫缺陷等，从而使人体对外界环境的适应能力较差，易引发过敏性疾病。

▶ 跟着"我"全方位平阴阳、调体质

饮食调养

1. 特禀体质的人在饮食上宜均衡，粗细搭配适当，荤素配伍合理。

2. 宜多食益气固表的食物，如红枣、山药等，也可以用适宜的中药做成药膳，如黄芪、防风、党参等。

3. 尽量少食辛辣、腥发食物及含致敏物质的食品，如蚕豆、白扁豆、羊肉、鹅肉、鲤鱼、虾、蟹、茄子、辣椒、浓茶、咖啡等。

美食推荐——牛奶藕粉

◆配方：牛奶2大匙，藕粉1大匙。

◆做法：1. 藕粉、牛奶一起倒入锅内，大火搅拌均匀。

2. 改用小火，边煮边搅拌，直至呈透明状即可。

3. 若是怕味道不好，也可以适量加点蜂蜜调味。

◆用法：加餐时食用，每日1次。

◆功效：牛奶、蜂蜜都有利于改善过敏体质，这道美食尤其适合过敏体质的宝宝食用，过敏的成年人也可以吃哦！

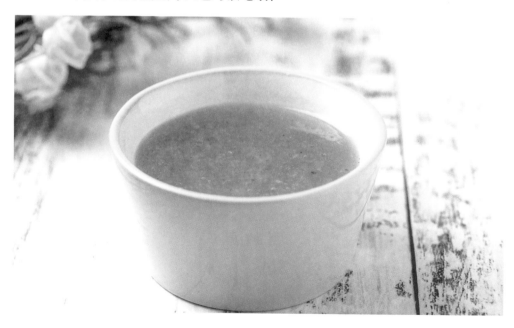

穴位保健

选穴：神阙穴、曲池穴

定位：

1.神阙穴：位于腹部中部，肚脐中央。（图1）

2.曲池穴：位于肘横纹外侧端，屈肘，在尺泽与肱骨外上髁的连线中点，也就是在手肘关节弯曲凹陷处。（图2）

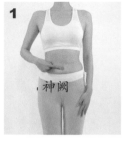
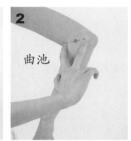

操作：

1.点燃艾条或借助温灸盒，对神阙穴进行温灸，每次灸10分钟，点燃端要与皮肤保持2~3厘米的距离，不要烫伤皮肤，可每周操作1次。（图3）

2.用拇指指腹按揉曲池穴，做轻柔缓和的环旋活动，以穴位感到酸胀为度，按揉2~3分钟，每天操作1~2次。（图4）

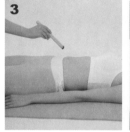
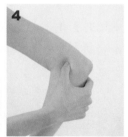

其他调养清单

1.情志调摄：特禀体质的人因对致敏原敏感，容易产生紧张、焦虑等情绪，因此，在尽量避免致敏原的同时，还应避免紧张情绪。

2.起居调摄：特禀体质的人起居要有规律，保证充足的睡眠时间。居室宜通风良好，保持空气新鲜。日常接触的物品，如枕头、棉被、床垫、地毯、窗帘、衣橱等，易附有尘螨，可引起过敏，应经常清洗、日晒。也要尽量避免处在含有较多花粉的环境及粉刷油漆的空气中，以免诱发过敏病症。

3.运动保健：特禀体质的人宜进行慢跑、散步等户外活动，也可选择健身操、瑜伽等室内活动。不宜选择运动量大的活动，避免春天或季节交替时长时间在室外锻炼。运动时注意避风寒，如出现哮喘、憋闷等现象应及时停止运动。

Part 3

脏腑生病，到底是补阳还是滋阴

五脏六腑是人体生理功能的核心，人体出现疾病或者不适，多半就是五脏六腑功能失调了。而阴阳则是中医辨证的基本纲领。所以，当脏腑出现问题的时候，不能简单地治疗，而是要弄清楚这个病是阳虚、阳亢，还是阴虚导致的。只有这样，才能对症施治，科学『下药』，使治疗疾病的效果倍增。

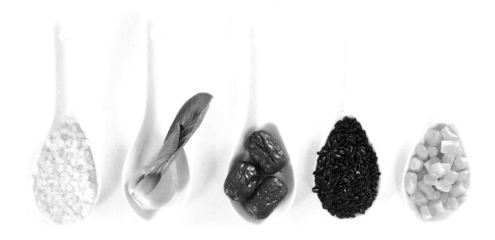

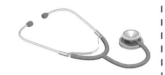

心，
阴阳失调了

心是脏腑中最重要的脏器，《黄帝内经》中称之为"君主之官"，主血脉，主神志，在五行中属火，与小肠相表里，起着主宰人体生命活动的作用。而心脏的这些生理活动其实都是心阴、心阳和心气、心血协同作用的结果。一旦心的阴阳、气血失调，心脏的生理功能就不能正常发挥了，人也就要生病了。

心病常见症状及其病因病机

与心有关的常见病症	病因病机
心悸怔忡	1.心阴、心血亏损，血不养心，心无所主，而悸动不安； 2.心阳、心气虚损，血液运行无力； 3.痰瘀阻滞心肺，气血运行不畅，心动失常所致
心烦	1.心火炽盛，心神被扰； 2.心阴不足，虚火扰心，以致神志浮动，躁扰不宁
失眠、多梦	1.心阳偏亢，阳不入阴，心神不能入舍所致； 2.实则为邪热、痰火，扰动心神，神不安藏； 3.虚则为心阴心血亏损，阴不敛阳，血不养心，心神浮越，失于敛藏所致
健忘	多由心的气血亏虚，脾气不足，肾精不充，髓海空虚，心神失养，神志衰弱所致
喜笑不休谵语、发狂	1.心火亢盛，或痰火上扰； 2.邪热内陷心包，而致神志昏乱
昏迷	1.邪盛正衰，阳气暴脱，心神涣散； 2.邪热入心（逆传心包），或痰浊蒙蔽心包等所致
心前区憋闷疼痛	胸阳不振，或为痰浊、瘀血痹阻，心脉气血运行不利，甚或痹阻不通所致
面唇爪甲紫黯	心阳虚损，或寒滞血脉，血行瘀阻不畅所致
面色苍白无华	心气、心血不足，不能上荣于面
脉细弱无力	心气不足，心阳不振所致
小便赤涩，尿道灼痛	心火上炎所致

失眠多梦

许大妈受失眠困扰多年，最近症状越来越严重，每天的睡眠时间连3个小时都达不到，基本上要躺好久才能慢慢入睡，凌晨三四点就会醒来，只能睁眼到天亮。而且睡觉时总是长时间地做梦，醒来后经常觉得很累。长时间的失眠症状严重影响了她的精神状态，神志有点不清，记忆力也下降得厉害。

失眠属于一种长时间睡眠质与量不足的病理表现，主要表现形式有：难以入睡、入睡后易醒、醒后难以再次入睡、多梦、睡眠不深、早醒、彻夜不眠等。从中医角度看，失眠又被称为不寐、不得卧、不得眠、不得瞑等，而导致失眠的原因也与阴阳气血的失调密切相关，下面我们就一起来看一下。

证型	病机	主要症状	治疗方法
心血虚	由于年老体虚、劳心过度或久病大病、产后失血等，导致心脾两虚、气血不足，使心失所养、心神不安而致不寐	不易入睡，多梦易醒，心悸健忘，神疲食少，伴头晕目眩、四肢倦怠、腹胀便溏、面色少华等	补益心脾，养血安神
心火亢盛	由于久病体虚或五志过极等导致肾阴耗伤，心火亢盛，使心肾失交，扰及神明而致不寐	心烦不寐，入睡困难，心悸多梦，伴头晕耳鸣、腰膝酸软、潮热盗汗、五心烦热、咽干少津等	交通心肾，补脑安神
阴虚阳亢	多因精亏血少，阴液大伤，阴虚阳亢，使虚火内生，扰动心神而致不寐	心烦不寐，心悸不安，腰酸足软，伴有头晕耳鸣、健忘、遗精、口干津少、五心烦热、舌红少苔等	滋阴降火，清心安神
心胆气虚	由于禀赋不足或暴受惊吓，以致心虚胆怯，心神失养，神魂不安而致不寐	虚烦不寐，多梦，易惊醒，平素遇事易惊，胆怯心悸，伴气短自汗、倦怠乏力等	益气镇惊，安神定志

酸枣仁煮粥或烹茶，养血滋阴敛心火

酸枣仁可内养心之阴血，外敛表之虚汗，为养心安神之要药，善治心悸失眠、健忘多梦、自汗、盗汗等不适，甚至可以有效地改善抑郁症、焦虑症等病症。

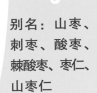

别名：山枣、刺枣、酸枣、棘酸枣、枣仁、山枣仁

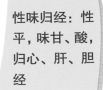

性味归经：性平，味甘、酸，归心、肝、胆经

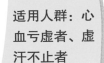

适用人群：心血亏虚者、虚汗不止者

禁忌人群：有实邪郁火者

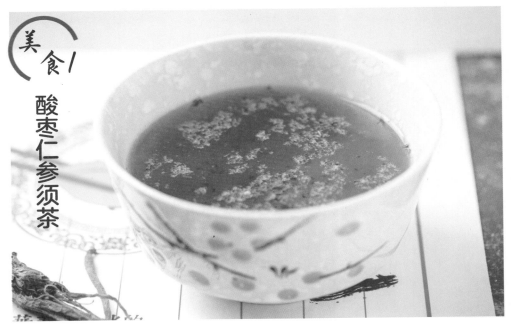

美食1

酸枣仁参须茶

◆ **配方：** 酸枣仁15克，红参须5克，红茶3克。

◆ **做法：** 将酸枣仁、红茶一起研磨成细粉末；红参须放入砂锅中，加入适量清水，小火煎煮2小时，去渣留汁；倒入酸枣仁及红茶粉末，调匀即可。

◆ **用法：** 代茶频饮，温服，每日1次。

◆ **功效：** 养心补血、健脾益气、宁神定志。善治烦躁不安、心悸失眠、健忘多疑、神经衰弱、四肢倦怠等不适，尤其适用于中老年人。

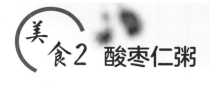

美食2 酸枣仁粥

◆ **配方：** 炒酸枣仁 30 克，大米 100 克。

◆ **做法：** 将酸枣仁放入砂锅中，加入1500毫升清水，用小火煎汤，煎至剩余1000毫升的水时滤去药渣，留下药汤；将大米淘洗干净，放入药汤中，小火慢熬，待米熟粥稠时即可关火。

◆ **用法：** 每日 1 剂，温服。

◆ **功效：** 此方具有调理阴阳平衡之功，有利于改善失眠症。

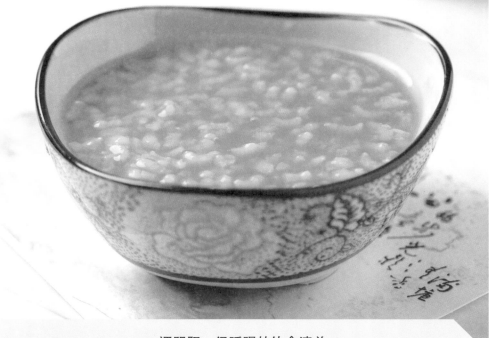

调阴阳、促睡眠的饮食清单

1. 多吃新鲜的蔬菜与水果，补充维生素。

2. 最好多吃些猪肝、黑木耳、阿胶等，补铁补血，改善心之阴阳失衡问题。

3. 多吃些有利于养心益血的食物，比如莲子、桂圆、红枣、桑椹等，养心安神。

4. 不要暴饮暴食，不要吃得太油腻，也不要过服寒凉之物及不易消化的食物。

睡前按摩，轻松入眠

1. 指甲端按摩头皮：两手四指弯曲略成 45°，用指甲端来回快速按摩头皮约 2 分钟。此法有利于增强血液循环，帮助人们快速入眠。（图 1）

2. 双掌搓耳朵：两手掌拇指指侧紧贴前耳下端，由下而上，再自前向后，用力揉搓两个耳朵约 2 分钟。此法有利于疏通经脉、安神助眠。（图 2）

3. 睡前以两手拇指指腹按揉脑后的风池穴，稍微用力些旋转按揉，随后顺势按揉脑后，约 30 次，以出现酸胀感为宜。（图 3、4）

4. 睡前用拇指指腹轻轻地按揉头顶的百会穴，先顺时针按揉，再逆时针按揉，力度适中，至穴位处感觉酸胀即可。（图 5）

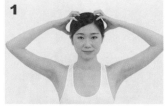
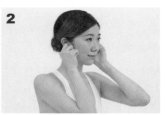
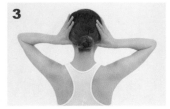
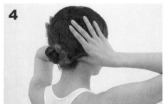
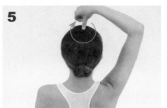

TIPS

轻松找穴

1. 风池穴：位于人体后颈部，在胸锁乳突肌与斜方肌上端之间凹陷处。取穴时，双手掌心贴住耳朵，十指自然张开抱头，拇指往上推，在脖子与发际的交接线各有一凹陷处。（图 6）

2. 百会穴：在头部，前发际正中直上 5 寸。取穴时，两手拇指分别按住两耳尖处，两食指直上在头顶相连处取穴。（图 7）

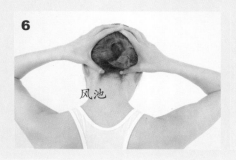

风池

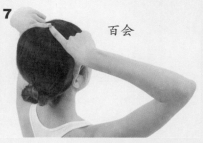

百会

睡前做放松运动，安神助眠

睡不好的人，可以在睡觉前做一些放松运动，通过放松手臂、双腿等来逐渐放松全身，进而放松大脑与神经，在一定程度上提高睡眠质量，并能不知不觉地促进身体健康。

【运动方法】

1.两臂放松法：每晚睡前，站立在床前，双臂自然下垂，微弯曲双膝，使全身上下小幅度颤抖，两臂也随之颤抖，直至自觉全身放松为止。（图1）

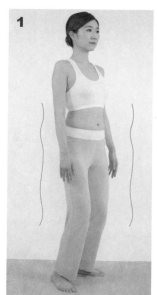

【注意事项】手臂下垂时，尽可能慢慢地放松全身；抖动双臂时，可以轻微地甩动并抖动，有利于快速进入放松状态。

2.仰卧安眠法：仰卧，将双手手掌置于下腹部，左腿弯曲，脚心贴在右膝内侧。舌头顶住上颚，进行腹式呼吸，并将注意力集中在下腹部。双腿交替进行。（图2）

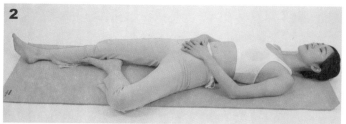

养生经

1.枕边放点洋葱：晚上若是睡不着或睡不香，可以取适量洋葱，洗净后捣烂，然后装入小瓶内，密封，睡前打开盖，闻其气味，10分钟左右即可帮助入眠，坚持使用10~30天，即可明显提高睡眠质量，改善失眠症状。

2.芳香疗法：可将干燥的薰衣草花瓣做成香包，放入枕头内。薰衣草含有特殊成分，有一定的镇静作用，可调节自主神经，从而有效抑制过于兴奋的神经，帮助更好入睡。

3.足浴疗法：准备好稍热的水，在水中滴入2滴薰衣草或者玫瑰精油，将双脚泡于热水中，能起到消除疲劳和促进睡眠的作用。

心烦

杜女士，刚过45岁，经常锻炼身体，身体一直都挺不错。可是最近不知道
怎么回事，总是无缘无故地出汗，总感觉全身上下没一处舒服的地方。这些天她
也不怎么爱出门，整天闷闷不乐的，经常心烦意乱，晚上还经常辗转难眠，弄得
她心力交瘁。

心烦，大多数人似乎都经历过，时间可长可短，要么一会儿，要么一阵子，
要么长期。其发病原因比较复杂，有时被工作压力太大所困，有时是因家庭琐事
烦忧，有时甚至会因为人际交往不顺而烦躁。

在中医看来，心烦是心神不宁的表现。中医认为，心藏神，主神志，可表现
于精神、意识、思维、睡眠等方面。心主神志的功能正常，则精神振奋、神志清
晰、思维敏捷、睡眠安稳。若功能异常，可见精神萎靡、反应迟钝、健忘、失眠
多梦、神志不宁，甚则神昏谵语、狂乱、昏迷。所以，当我们出现心烦意乱、烦
躁不安等症状时，可能是心脏的生理功能失常了。而影响心主神志这个功能的原
因又与心脏的阴阳、气血失调密切相关。

证型	病机	主要症状	治疗方法
心火亢盛	因内伤七情或外感六淫，致脏腑功能失调，水火不相既济，心火内炽，扰乱心神所致	烦躁不安，失眠，伴有口渴、口舌生疮、流鼻血、小便短赤、灼热涩痛、舌尖红绛、苔黄等实热证候	清心火，安心神
阴虚火旺	肝肾阴虚，水不济火，使心火内动，扰动心神所致	心烦，失眠，心悸不安，伴有腰酸足软、头晕耳鸣、健忘、遗精、口干津少、五心烦热等症	滋阴降火，清心安神
心胆气虚	心胆气虚，使心神失养，神魂不安所致	心烦，失眠，多梦易醒，胆怯心悸，触事易惊，伴有气短自汗、倦怠乏力等症	益气镇惊，安神定志

苦瓜拌炒皆可，降泻心火

苦瓜，性寒泻火，无可厚非，但苦瓜到底能泻我们身体哪里的火呢？清代的王孟英在《随息居饮食谱》中指出过："苦瓜青则苦寒，涤热，明目，清心"。也就是说，苦瓜具有泻心火之功，从而改善心火上炎所致的心烦不安等不适。

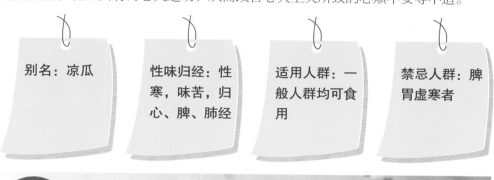

别名：凉瓜

性味归经：性寒，味苦，归心、脾、肺经

适用人群：一般人群均可食用

禁忌人群：脾胃虚寒者

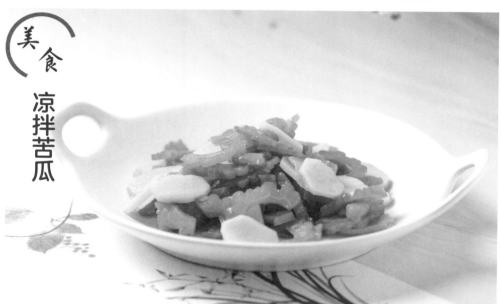

美食

凉拌苦瓜

◆**配方：**山药20克，苦瓜500克，香油2大匙，白糖1小匙，姜片、葱段、料酒、酱油、盐各适量。

◆**做法：**先将山药去皮，切薄片；苦瓜去瓤，洗净后切片；将山药片、苦瓜片、料酒、姜片、葱段放入锅中，加水用中火煮熟，捞出苦瓜、山药，待凉后加入盐、白糖、酱油、香油拌匀即可。

◆**用法：**每日食用1次，食用3~5日即可。

◆**功效：**清热泻火。对心火上炎引起的心烦气躁等不适具有一定功效。

按摩心神，去除烦忧

心主血脉，养心安神可使心脏有节律地搏动，促进血液循环。通过一系列的按摩手法，可以促进气血运行，缓解心烦不安等症状。其中，按摩内关穴、内劳宫穴、心俞穴等，可宁心安神、通经活络，对焦虑、抑郁、神经衰弱、烦躁不安、心烦意乱等病症均有效。

1.端坐，用拇指指腹按压对侧手部的内关穴，力度适中，至穴位处感觉酸胀为宜，左右手交替按摩。（图1）

2.用按摩棒重力按揉内劳宫穴，以局部产生温热感为宜。（图2）

3.按摩者用拇指指腹按揉被按摩者背部的心俞穴，力度适中，至穴位处感觉酸胀为宜。（图3）

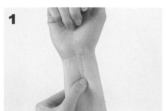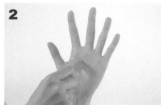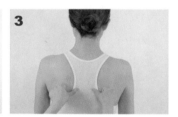

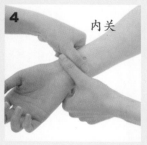
内关

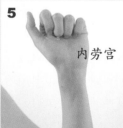
内劳宫

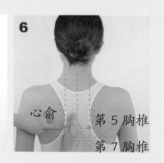
心俞　第5胸椎　第7胸椎

八段锦摇头摆尾，去心火、除心烦

此式是锻炼督脉、膀胱经、肾经的重要动作。可通过锻炼膀胱经，补足肾经经气，以使肾水上行，收敛住心火，消除心烦意乱等不良情绪。

【运动方法】

1. 自然站立，双腿分开略大于肩宽，微微屈膝，上身下沉，成骑马步状。（图1）

2. 目视前方，双手自然置于双腿上，双肘部指向外侧。（图2）

3. 以腰部为轴，将躯干画弧摇至左前方，稍停顿片刻。（图3）

4. 向相反方向转，画弧摇至右前方。（图4）

反复操作10次之后，还原至自然站立姿势。

【注意事项】做好这套动作要过三关：尾闾－夹脊－玉枕。它的要点就是肛门一定要紧缩（其实就是会阴往上提），这样才能够动到尾闾和锁住下焦，使其气机不往下走。

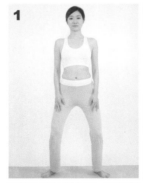
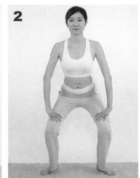
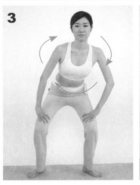
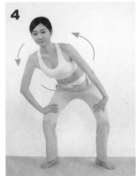

养生经

八段锦，是一个十分优秀的传统保健功法。它动作简单易行，健身功效显著，是中华养生文化的瑰宝，深受人民群众的喜爱。八段锦由八个动作组成。人体是一个统一的整体，肌肉、关节与内脏之间，内脏与内脏之间，都有着复杂的联系。八段锦各个动作可能对某些内脏或经络有较多的作用，但总的看来，作为保健体操的八段锦，它的作用是综合性的、全身性的。八段锦的各节动作综合起来，才能起到调理脾胃、理三焦、去心火、固肾腰等作用，进而达到全面健身作用。

面色苍白无华

我上大学的时候有个女同学，皮肤特别白，几乎没有血色，好多同学都很羡慕她，可我们老师却说，她的这种白是一种苍白，说得专业一点儿就是面白无华，不是一种健康的面色。

面色苍白无华这是不少女性的困扰，这种情况可不是天生的，而是与心之气血不足有关。中医认为，心主血脉，其华在面。华，即光彩、光华之义。其华在面，是指从面部的色泽变化，可以反映出心之气血的盛衰。这是由于面部的血脉比较丰富，临床更易于观察，以便了解心的功能。

心主血脉，则是指心有主管血脉和推动血液循行于脉中的作用。简单地说，就是心推动和调节血液循行于脉中，周流全身、发挥营养和滋润作用。而心要完成这项工作，就必须具备两个条件：一是心血本身的充盈，如果心血不足，无法给身体提供营养，表现在面部就是面色苍白；二是心脏阳气充沛，因为心脏跳动依赖于心阳的推动，只有心脏阳气充沛，才能维持正常的心力、心率和心律，血液才能携带营养物质输送到全身各处。

证型	病机	主要症状	治疗方法
心血虚	心血不足，身体失于濡养所致	面色淡白、口唇爪甲色淡、眼睑色淡、舌质淡，伴有心悸怔忡、健忘、失眠多梦、头昏眼花等症状	补心养血
心阳不振	心气不足，无力推动血液运行所致	面色苍白、舌淡苔白、脉虚弱或沉细无力，伴有心悸不安、胸闷气短、形寒肢冷等症状	温补心阳

所以，当发现自己面色苍白无光泽时，不要不当一回事，也不要单纯地认为是贫血而盲目补血，要辨清病因，对症调养，这样才能从根本上解决问题。

乌鸡加些中药材，气血双补好容光

乌鸡是女性滋补的佳品，尤其是对经期贫血的女性，有很好的滋补身体的作用。另外，乌鸡善于补气血，女性经常喝乌鸡汤，具有一定的美容养颜功效。乌鸡还含有大量的维生素A、微量元素硒，它们具有清除体内自由基、抗衰老的功效，对改善皮肤有极大的好处。

别名：乌骨鸡、泰和鸡

性味归经：性平，味甘，归肝、脾、肾、肺经

适用人群：体质虚弱、气血不足、营养不良者

禁忌人群：感冒发热、咳嗽痰多者

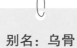

美食

黄芪炖乌鸡

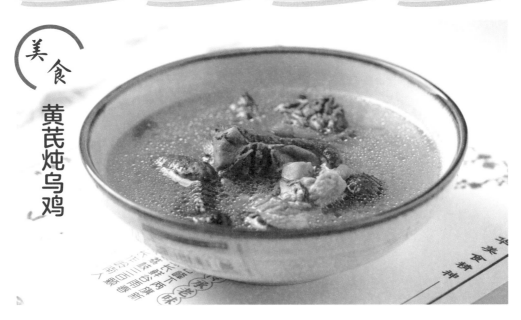

◆配方：乌鸡1只，黄芪50克，枸杞子适量，盐少许。

◆做法：先将乌鸡处理干净，用盐抹匀腌制；黄芪、枸杞子均洗净，黄芪切片，再将二者塞入鸡腹腔内，入锅中隔水炖至鸡肉熟透即可。

◆用法：隔日食用1次，可分2次食用。

◆功效：乌鸡补血，黄芪补气，本品可气血双补，善治气血不足引起的气短、自汗、面色苍白等症。

东坡健身功，轻松补气血

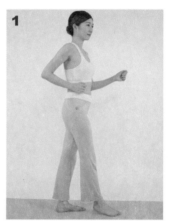

北宋大文学家苏东坡重视养生，研究养生，在养生理论和实践中有许多杰出建树，称得上是一位造诣颇深的养生家。尤其是他总结前人经验，独具匠心创编了一套简便易行的健身功，即"香泉功"，自己习练不辍，对于强身健体起到了很好的作用，还能补气血，促进血液循环，达到养容颜的功效。

【运动方法】

1. "步息功"，是行路与调息相配合的功法。通过缓缓步行，配合以细微的呼吸，达到吐故纳新的目的。（图1）

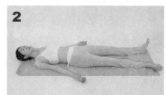

2. "卧息功"，是卧息与调息配合的功法。静卧中，细听呼吸，诱导入睡。行此功的关键是排除杂念，凝神入丹田（脐下3寸）。（图2）

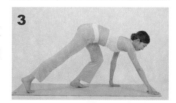

3. "爬行功"，指锻炼四肢和躯干的功法。四肢微微支撑，平地爬行，以此锻炼四肢、胸肌、腹肌和腰背肌。（图3）

4. "翘功"，是利用上翘十指、提肛、抬臀来锻炼腰、腹、胯、肛等整体功能的健身功。"翘"即缩腰、提肛，进而挺腰抬臀，有利于促进血液循环。（图4）

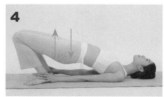

【注意事项】卧息功的姿势可向左侧卧、向右侧卧，或直身仰卧，任选一种，以感觉舒适为准。

搓擦按摩一起用，面色红润有光泽

搓搓手、敷敷面、擦擦耳朵，再按摩内劳宫穴、足三里穴、血海穴，可以疏通气血，将营养送达皮肤及全身，恢复皮肤正常功能，起到补充气血、美容养颜的作用，改善心之气血不足引起的面色苍白无华。

1. 用按摩棒重力按揉内劳宫穴，以局部产生温热感为宜，两手交替按揉。（图1）

2. 端坐，手持按摩棒，重力点按足三里穴，左右腿交替点按以产生酸胀感为宜。（图2）

3. 端坐，用按摩棒按揉一侧的血海穴，并按顺时针方向揉动，力度由轻到重，至局部酸胀为宜，左右腿交替按揉。（图3）

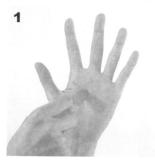
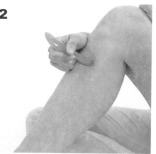
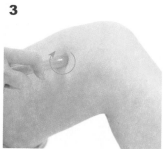

TIPS

轻松找穴

1. 内劳宫穴：在掌心，握拳，中指指尖处即是。（图4）

2. 足三里穴：位于小腿前外侧，当犊鼻下3寸，距胫骨前缘1横指处。取穴时，四个手指并拢，将食指放在外膝眼处，小指对应的地方即是。（图5）

3. 血海穴：在股前区，髌底内侧端上2寸股内侧肌隆起处。取穴时，侧坐，后屈膝90°，用右手掌心对准左髌骨中央，手掌置于膝盖上，拇指与其余四指约成45°，在拇指端所指处即是。（图6）

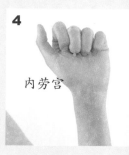

内劳宫

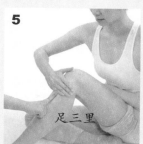

足三里

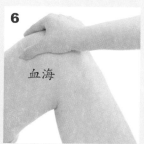

血海

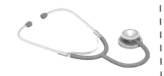

肺，
阴阳失调了

在中医学中，肺在五脏六腑中的地位是很高的。一是因为肺的位置最高，诸邪入侵，必先犯肺；同时肺主皮毛、卫外为固，可以保护诸脏免受外邪的侵袭，因此又被称为"娇脏""五脏六腑之华盖"。二是因为肺在人体内的作用很重要，《黄帝内经·素问》中说："肺者，相傅之官，治节出焉。""相傅"是辅助君主的意思，也就是说肺相当于一朝的宰相，一人之下，万人之上，统领着其他脏腑，使脏腑都能保持正常的生理活动，掌控呼吸及全身气、血、水的输布，这就是"治节"。

那么，肺怎么才能完成这些生理活动呢？依靠肺气。肺阴阳平衡，肺气充足，才能主持、调节全身各脏腑之气；才能正常地宣发肃降，助心推动血液的循行，通调水道以促进津液的输布和代谢，宣发卫气以发挥其温煦肌肤、保卫肌表的作用，等等。如果肺阴阳失衡了，肺气不足，容易导致肺功能失常，人体就会出现肺的病症。

肺病常见症状及其病因病机

与肺有关的 常见病症	病因病机
咳嗽	由于肺气失宣，肺气不时上逆所致
气短	多由肺气虚损，呼吸功能衰减所致
哮	多由痰气交阻，气机升降出纳失常，肺系气道阻塞不畅所致
喘	多由肺热蕴盛，气机壅阻或肺肾两虚，肾不纳气所致
胸闷疼痛	多由风、寒、燥、热之邪，或痰、瘀、水饮等壅遏肺气，气机阻塞不通，或肺络为邪所闭，气血滞涩不畅所致
咳痰	多由肺失宣肃，水津气化输布障碍，聚而成痰，或因脾虚，痰湿内聚上泛所致
咯血	多由外邪犯肺，肺气失宣，声道不利，而致声哑失声；或由于肺虚阴津不足，声道失于滋润而致声哑失声
鼻出血	多由肺胃蕴热，或肝火上炎，灼伤肺之脉络，热迫血妄行所致
自汗	多由肺气虚损，卫阳不固，腠理疏泄，津液外泄所致
经常便秘	肺与大肠相表里，肺失肃降，津液无法下行而致排便困难

气短

李大爷每天早晨起床都会咳嗽不断，到了冬天症状变得更加明显，最近还喘得厉害，甚至经常自觉胸闷气短，稍微走快点儿，就听见他喘粗气。

我们有时候会出现气短的症状，一般情况下只需休息一下，做一下深呼吸就能得到缓解，但若是我们长期出现气短的症状，就要引起高度重视了，因为这可能是心肺功能出现了问题。

中医认为，肺主气，司呼吸，一身之气皆由肺所主。通俗来讲，肺是维持和调节全身气机正常升降出入的重要器官，其呼吸运动是维持人体生命活动的重要一环。人体气的生成、气血的运行、津液的输布代谢等，都离不开肺的呼吸运动。一旦肺部阴阳失衡，肺气容易不足，不仅使人呼吸无力、少气懒言、身体倦怠无力、气短喘促，而且易感外邪，引发疾病。

形象点儿说，就是"肺为华盖"，肺像雨伞一样，给五脏六腑挡风遮雨。如果这个"雨伞"没有保护好，肺的阴阳失调，呼吸功能就会减弱，时间久了，会导致身体处在慢性缺氧状态，形成气虚体质，变得容易疲倦、全身无力、怕冷、经常性气短胸闷等。

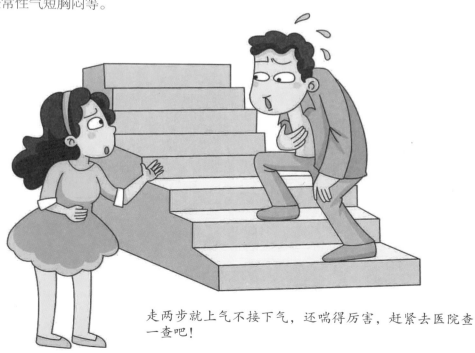

走两步就上气不接下气，还喘得厉害，赶紧去医院查一查吧！

常喝山药粥，补肺气不气短

山药善补肺之气阴，且药性平缓，可改善肺气亏虚所致的久咳不愈、气喘吁吁、自汗、气短等症。

别名：淮山、山菇、怀山药、山药薯

性味归经：性平，味甘，归脾、肺、肾经

适用人群：气虚、肾阴虚、肺虚者

禁忌人群：湿盛中满、食积、热证邪实者

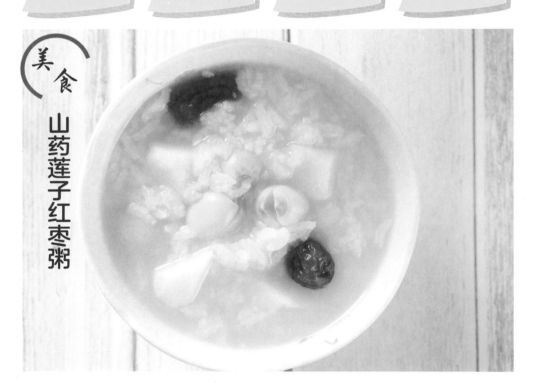

美食 山药莲子红枣粥

◆ 配方：山药 100 克，莲子、红枣、大米各 30 克，白糖适量。

◆ 做法：将山药、莲子、红枣、大米洗净，放入砂锅内，加适量水，大火煮沸后，用小火熬煮成粥，加白糖调味即可。

◆ 用法：温服，隔日 1 次。

◆ 功效：善补脾肺之气阴，积极地改善肺气不足引起的气短、自汗等症。

点按胸部特效穴，肺气充盈

按摩时可重点选在胸部的肺区，其中中府穴可有效缓解咳嗽、气短等肺部症状；天突穴、膻中穴则有助于改善气短引起的胸痛、胸闷等症状。

1. 四指并拢置于对侧的胸大肌胸骨缘，沿肋间隙向外推摩至中府穴，可两侧同时进行，反复推摩；再以两拇指长按中府穴2分钟。（图1）

2. 将按摩棒置于天突穴，并向下方点按5分钟左右，至局部有酸胀感，并放射至气管。（图2）

3. 一手的食指与中指并拢，用指腹点按膻中穴2分钟，力度适中。（图3）

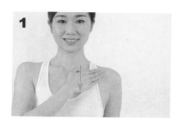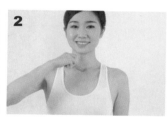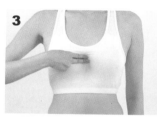

TIPS

轻松找穴

1. 中府穴：在胸部，云门穴下1寸，平第1肋间隙处，前正中线旁开6寸。取穴时，两手叉腰立正，锁骨下窝凹陷处就是云门穴，再向下1寸即是中府穴。（图4）

2. 天突穴：在颈部，前正中线上，胸骨上窝中央处。取穴时，用手指往喉结下面移动，移动到锁骨中间位置会有一个凹陷的地方，这个凹陷处的中央就是天突穴。（图5）

3. 膻中穴：位于前正中线上，平第4肋间隙。取穴时，在人体的胸部的正中线上，两乳头之间连线的中点，按压有酸胀感。（图6）

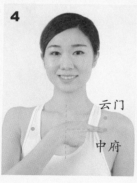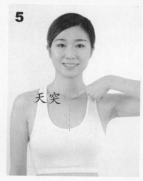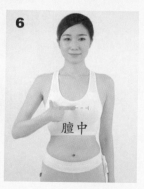

自汗

刘先生小时候就是一个爱出汗的孩子，经常一哭闹就满头大汗，甚至会把贴身穿的衣服都浸透了。那时并没有人在意，结果已经是青壮年的小伙子了，仍然稍微动一动就会大汗淋漓，平日里西装革履的他与这一身汗实在是很不协调，特别有损他的个人形象。

中医认为，汗属于人体五液之一，是由阳气蒸化成津液所得。那么，津液又是从何而来的呢？正所谓"津血同源"，津液自然是与血液一同生化而来的。而且，中医理论中说道，气属阳，血属阴。唯有阳气与阴血都充足的情况下，汗液才能正常地开泄。《素问·阴阳别论》有云："阳加于阴谓之汗。"意思是说，阳气蒸腾阴液，使阴液透过毛孔而出，而形成汗，所以说，阴与阳哪一方面出了问题都会影响汗液的正常疏泄。

在不受外界环境因素的干扰下，汗证大致可以分为自汗与盗汗两类，其中白天醒着的时候动不动就出汗、活动的时候出汗更严重，即为自汗；如果睡时汗出，醒则汗止，则为盗汗。像刘先生的情况就属于自汗。导致自汗的原因多为气虚、阳虚或阴虚内热。

证型	病机	主要症状	治疗方法
肺气不足	病后体虚，禀赋不足，或久患咳喘，耗伤肺气。肺与皮毛相表里，肺气不足之人，肌表疏松，表虚不固，腠理开泄而致自汗	汗出恶风，稍劳后汗出尤甚，或表现半身、某一局部出汗，易感冒，体倦乏力，周身酸楚，面色无华，苔薄白，脉细弱，等等	益气固表
阳虚	阳气虚弱，腠理不密所致	畏寒，倦怠，汗出感觉很冷，等等	温阳固表
阴虚火旺	阴液亏虚，虚火亢旺，阴虚则阳亢并生热化为虚火所致	自汗，五心烦热，或兼午后潮热，两颧色红，口渴，舌红少苔，脉细数，等等	滋阴降火

常喝黄芪粥，健脾益肺不气虚

《神农本草经》中将黄芪列为补气上品，善治脾气不足、脾虚引起的中气不足等，还善走肺经，可补益肺气，改善气短乏力、懒言、咳喘、胸闷、自汗、反复感冒等病症。

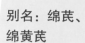
别名：绵芪、绵黄芪

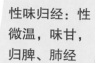
性味归经：性微温，味甘，归脾、肺经

适用人群：中气不足、肺气虚、血虚及慢性出血者

禁忌人群：胸闷胃满、气实多怒者

美食

黄芪党参山药粥

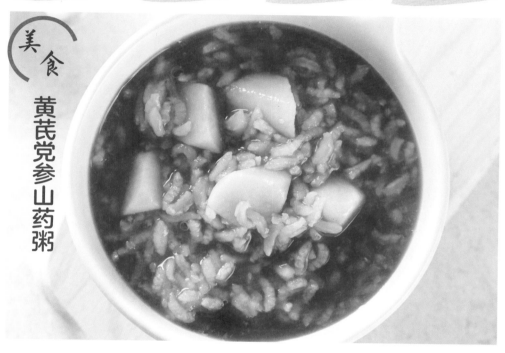

◆配方：黄芪、党参各 10 克，山药、大米各 50 克，红糖少许。

◆做法：将黄芪、党参洗净，放入锅中，加水煎煮 20 分钟，去渣取汁；山药去皮，洗净，切块；大米淘洗干净，与山药一起放入药汁中煮成粥，加入红糖调味即可。

◆用法：早餐温服，每日 1 次，可分服。

◆功效：健脾补肺，益气补虚。

调阴阳、止汗的饮食清单

1. 多吃些健脾益气的食物，比如山药、白扁豆等。

2. 多吃滋阴润肺之物，比如百合、沙参、麦冬等。

3. 多吃些补气固表之物，比如黄芪、防风、浮小麦等。

龟缩功，顺肺气来止汗

龟缩功主要就是通过不断引导人体的气走大周天（大周天：气除了沿着任督两脉循行，还在其他经脉上流走），走得越多，走得越顺，气血自然就会充足，肺阴自然不会缺失，继而也就能在一定程度上改善自汗带来的不适。习练龟缩功可使两肾增加精水，同时可打通人体任督二脉，返精补脑，使先天精气贯通周天有一个坚实的通道，有利于延年益寿、健身开智。

【运动方法】

1. 左手向下划半圆至小腹处，手心向上，两手呈抱球势。（图1）

2. 身体重心移至右腿。躯干前倾，微向左转。左脚向左方迈出半步呈弓步，右脚后蹬伸直，脚不离地，与此同时，左手向前方伸出、屈腕，手指呈水平状，右手向右下方按下，拇指触及胯部，呈奔马势。（图2）

3. 右手向外翻掌，抽臂后拉，左肩头相应由上向后、向下转动，然后左手屈臂于胸前，接着右肩带动右手，从右下方向前划半圆，屈臂置于右胸前，上身后仰、收腹、弓腰、缩颈，形如龟缩。（图3、4、5、6）

【注意事项】整个动作要求柔慢连圆。画大圈与画小圈时，头始终保持正直，整个动作速度越慢越好，两眼要求始终看着两手做各种动作。

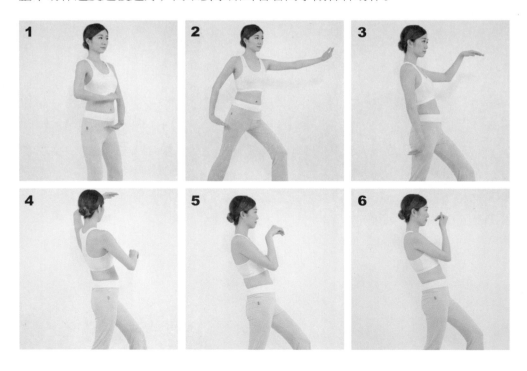

点按特效穴，补肺敛汗

经常按摩阴郄穴，有利于补阴养血，对自汗、盗汗均有一定的改善作用；而复溜穴的按摩，则有利于补充肺气，促进气血循行，继而改善肺气不足所致的自汗不适。肺气不足或者不顺，心经势必也会跟着受累，造成心肾不交，继而引发自汗，故经常按摩心经上的少海穴，可改善心肾不交，促进自汗之症的缓解。

1.端坐，用食指指端按顺时针方向按揉对侧手部的阴郄穴，力度适中，至局部产生酸胀感为宜，左右手交替按摩。（图1）

2.用拇指指端点按复溜穴，至穴位处感觉酸胀为宜，左右脚交替进行。（图2）

3.端坐，拇指指腹轻轻点揉对侧手臂的少海穴，至局部感觉酸胀或胀痛为宜，左右手交替按摩。（图3）

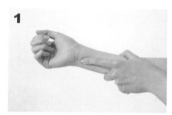
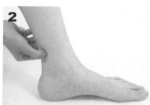
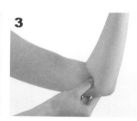

TIPS

轻松找穴

1.阴郄穴：在前臂，腕掌侧远端横纹上0.5寸，尺侧腕屈肌腱的桡侧。取穴时，在小拇指与无名指之间的延长线到神门穴，上0.5寸的地方就是阴郄。（图4）

2.复溜穴：在小腿内侧，跟腱的前方，太溪直上2寸。取穴时，先找到内踝尖与跟腱之间的太溪穴，再向上量约2横指。（图5）

3.少海穴：在肘前区，与肘横纹齐平，于肱骨内上髁前缘处。屈肘，举臂，在肘内侧横纹的尽头处。（图6）

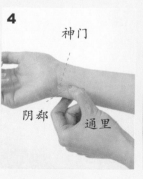

神门

阴郄　通里

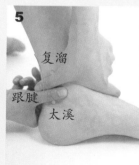

复溜

跟腱

太溪

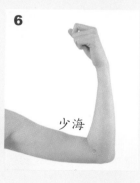

少海

咳嗽

李小姐最近常常咳嗽，一开始并没有当回事，随便买了点消炎药，结果咳嗽越来越严重，甚至影响了夜间的睡眠，体温还一直居高不下。

中医认为，有声无痰为咳，有痰无声则为嗽。临床上这两种症状一般都是一起出现的，所以我们统称为咳嗽。

中医认为，咳嗽是指因外感或内伤等因素，导致肺失宣肃，肺气上逆所致。咳嗽之症若是耽误了早期治疗，邪气便逐渐亢盛，而肺气就会逐渐减弱，最终导致肺部一派火热的景象，出现体温上升、痰黄等症状，就像李小姐一样。甚至有些人还会伤及肺阴，导致喉咙干燥、想喝水等不适。

临床上，咳嗽分为很多种，其中以风寒咳嗽、风热咳嗽、风燥咳嗽、阴虚咳嗽等最为多见，我们在调治时，一定要先辨清病因，再对症治疗。

证型	病因	临床表现	治疗原则
风寒咳嗽	人体感受风寒，肺气失宣所致	咳嗽声重、嗓子痒、痰白清稀、流清涕、头痛或发热等	疏散风寒，宣肺止咳
风热咳嗽	人体感受风热之邪，肺失清肃所致	干咳无痰或痰黄稠、不易咳出、咽干疼痛、口渴，常伴有发热、汗出、头痛等	疏风清热，宣肺止咳
风燥咳嗽	人体感受风燥之邪，导致肺失宣肃、肺失清润所致	喉痒干咳、无痰或少痰、痰黏不易咳出、咽干、口干、唇部干燥等	疏风清肺，润燥止咳
阴虚咳嗽	肺阴亏虚，肺失濡润，而虚热内生，肺气上逆所致	干咳、咳声短促、痰少黏白、或痰中带血丝、或声音逐渐嘶哑、口燥咽干、手足心热、夜寐盗汗、舌红少津等	滋阴润肺，化痰止咳

百合熬汤入肺，清肺滋阴止咳快

百合的滋补作用比较平和，主要在养阴的基础上进一步达到祛除肺、胃等的虚热，对阴虚肺燥所引起的干咳、咯血、咽干、音哑以及阴虚胃热所引起的食欲不振、胃脘胀痛、不思饮食等症有缓解作用，是更年期女性、中老年人的补养佳品。

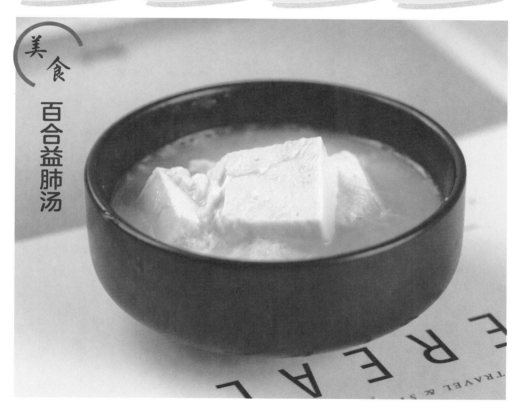

別名：白百合、野百合、山百合、岩百合、卷丹、山丹

性味归经：性寒，味甘，归心、肺经

适用人群：肺胃阴虚者、心阴亏虚者

禁忌人群：阳虚寒盛者、便溏腹泻者

美食 百合益肺汤

◆配方：干百合 50 克，山药、杏仁各 30 克，豆腐 100 克，鸡蛋 1 个，冰糖适量。

◆做法：豆腐切小块；鸡蛋打散；干百合、山药、杏仁分别捣碎成末，与豆腐块、冰糖一起放入锅中，加适量清水，大火煮沸，再用小火慢煮 15 分钟，冲入鸡蛋液，煮熟即可。

◆用法：温服，每日 1~2 次。

◆功效：滋阴润燥，止咳化痰，清心安神。适用于肺阴虚所致的咳嗽、咽干口渴、声音嘶哑等症。

按摩特效穴，咳嗽停下来

中府穴可有效缓解咳嗽、气喘等肺部症状。肺俞穴则是治疗肺脏疾病的要穴，如感冒、咳嗽、气喘等。按摩膻中穴，则有助于宽胸理气，主要用于呼吸系统疾病，可以改善咳嗽、气喘等肺炎症状。

1.四指并拢，置于对侧的胸大肌胸骨缘，沿肋间隙向外推摩至中府穴，可两侧同时进行，反复推摩；再以两拇指长按中府穴2分钟。（图1）

2.操作者双手握拳，并分别轻叩被按摩者背部两侧的肺俞穴2分钟，至局部产生酸胀感为宜。（图2）

3.五指自然分开，拇指按住膻中，从胸部正中沿肋间隙向两侧轻轻分推，反复操作5次。（图3）

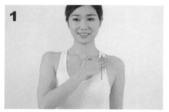 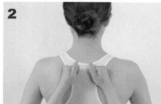 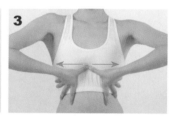

TIPS

轻松找穴

1.中府穴：在胸部，云门穴下1寸，平第1肋间隙处，前正中线旁开6寸。取穴时，两手叉腰立正，锁骨下窝凹陷处就是云门穴，再向下1寸即是中府穴。（图4）

2.肺俞穴：在背部，第3胸椎棘突下，后正中线旁开1.5寸。取穴时，正坐低头，用手可摸到脖子后方最突出的一块骨头，就是第7颈椎，再向下数3个椎体即是第3胸椎棘突，在其下方向脊柱两侧量取2横指，便是肺俞穴。（图5）

3.膻中穴：位于前正中线上，平第4肋间隙。取穴时，在人体胸部的正中线上，两乳头之间连线的中点，按压有酸胀感。（图6）

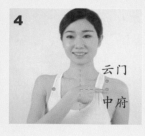 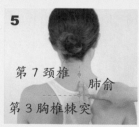 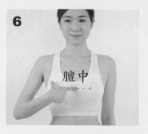

云门
中府

第7颈椎　肺俞
第3胸椎棘突

膻中

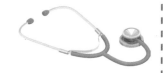

脾，
阴阳失调了

中医认为，脾为气血生化之源，是人体的"后天之本"。在五行中属土，为阴中之至阴。脾的生理功能主要体现在三个方面：

●主运化：包括运化水谷精微和运化水湿。

●主生血统血：脾运化的水谷精微是生成血液的主要物质基础，而且它还负责统摄周身血液，使之正常运行而不溢于血脉之外。

●主升清：将水谷精微等营养物质，吸收并上输于心、肺、头目，再通过心肺的作用化生气血，以营养全身，并维持人体内脏位置相对恒定。

脾的这三个功能主要依赖脾气升清和脾阳温煦的作用，脾气虚弱或脾阳虚衰都会导致脾生理功能失常，影响人体的消化吸收功能，使气血亏虚，甚至造成出血、内脏下垂等病症。

脾病常见症状及其病因病机

与脾有关的常见病症	病因病机
腹满胀痛或脘腹痛	因脾气虚，运化无力；或因宿食停滞；或因脾胃虚寒，失其温煦，寒凝气滞；或因肝气犯脾，气机郁滞等所致
食少、便溏	多因脾虚胃弱，或湿困脾胃，脾不升清、胃失降浊所致
身重乏力	多由脾气不足，或脾为湿困，不能正常运化水湿，因而水湿留滞所致
脘腹冷痛	脾阳不振，中焦虚寒，失其温煦，寒凝气滞
黄疸	多由脾失健运，湿浊阻滞，肝胆疏泄受碍，胆热液泄，胆汁不循常道，逆流入血，泛溢于肌肤所致
脱肛、阴挺及内脏下垂	多因脾虚、中气下陷，脏腑升举维系无力或不能升举所致
便血、崩漏、紫癜	多因脾气虚，失其统摄之权，则血不循经而外逸所致

下面，我们就身重乏力、食少便溏、带下病等病症详细介绍一下脾阴阳失调的调理方法。

身重，乏力

秦女士，最近总是感觉身体很沉重，走路、上楼梯都费劲儿，腿抬着也费劲儿。她以为是自己前段时间工作太忙，累着了，就请假休息了两天，可情况并没有好转，反而身体更加地疲惫不堪，全身无力，也没有精神，连话都懒得说了。

生活中，像秦女士这种情况其实并不少见，表面上可能是劳累过度、身体透支造成的，其实，根本的原因却是脾虚了。

脾气虚，就会感觉乏力。中医认为，"脾主肌肉与四肢"。四肢肌肉所需的水谷精微物质都得依靠脾气来运输，继而保持正常的生理功能及基本活动。显然，脾气充足与否直接关系到水谷精微的正常运输。脾气充足，水谷精微便可输布于四肢肌肉，四肢肌肉发达，显得强健有力。若是脾气不足，水谷精微不能及时地输送到四肢肌肉各处，四肢便略显无力，表现为四肢提不上力气，使不上劲儿。

而体内湿气重，就会感觉身体沉重，迈不开步。那怎么判断自己是不是脾虚湿重呢？判断的依据很简单：看舌苔！舌苔，附着在舌头上的一层类似苔藓的东西。一般来说，舌苔应该是薄、白，不厚、不腻的。若是没有舌苔，只是光亮的舌面，但舌面偏红，有裂痕，可能属于阴虚。但如果是舌苔很厚、很腻，多半就是体内脾虚湿重的表现。脾阴阳失调，脾虚了，水液运输功能失调，湿气留存在体内，不能排出体外，甚至拥堵在体内，身体功能不能正常发挥，人就会觉得累。所以这时候光休息是不够的，还应该健脾祛湿，将湿邪排出的道路疏通，尽快排出体内多余的湿气，人才会重新恢复精神饱满的状态。

多喝参枣粥，身轻有力气

党参和人参的功效近似，只是药力更和缓些，于补气方面更偏于脾肺之气，对于脾气不足所引起的体虚、倦怠、乏力、食少、便溏等症有疗效，同时可提升脾运化水湿的功能，促进体内湿气排出。

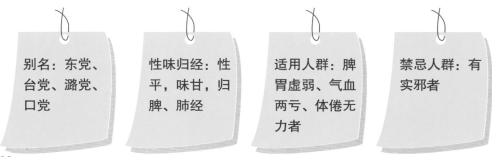

别名：东党、台党、潞党、口党

性味归经：性平，味甘，归脾、肺经

适用人群：脾胃虚弱、气血两亏、体倦无力者

禁忌人群：有实邪者

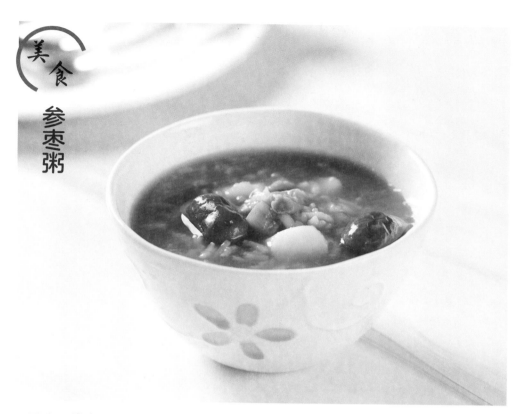

美食

参枣粥

◆配方：党参 15 克，山药 30 克，红枣 10 颗，大米 100 克。

◆做法：将上述食材洗净，放入锅内，加水煮粥食用。

◆用法：佐餐食用，每日分 2 次食用完，每周 2 次。

◆功效：本品具有补脾气、养胃气、增食欲、增气力等功效，尤其适用于脾气虚、湿气重的患者。

调阴阳、更有劲的饮食清单

1. 多吃一些益气健脾的食药，比如山药、栗子、红枣、小米、玉米、土豆、红薯、莲藕、莲子、黄芪、党参、人参、白术、甘草等。

2. 多吃些清热祛湿的食物，比如薏米、红小豆、芡实、白扁豆等。

3. 多吃一些温和、容易消化的食物，比如苹果、土豆、山药等，确保脾胃舒服。

4. 少吃或不吃性质寒凉、易损伤脾气的食物，比如苦瓜、黄瓜、冬瓜、空心菜、梨、西瓜等。

5. 少吃味厚滋腻之物，比如鸭肉、黑芝麻、肥猪肉、煎炸之物等，以免阻碍脾气的运化功能。

五禽熊运，健脾益气

五禽戏是我国传统的健身方法，主要由五种动物动作构成，其中熊戏对脾胃养护功效极为显著。经常练习五禽戏之熊戏，有利于疏通血脉、健脾益气，改善身重、乏力等不适。

【运动开始】

1. 仰卧，两手抱着小腿。（图1）

2. 抬头，身体先向左滚着地，再向右侧滚着地，左右滚动各7次。（图2）

3. 屈膝深蹲在地上，两手在身旁按地，上体晃动，做7次即可。（图3）

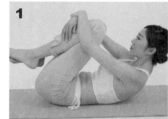
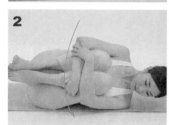
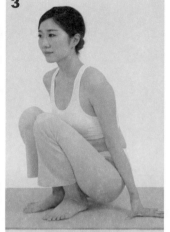

按摩中脘穴、足三里穴、太白穴、脾俞穴，健脾更除湿

中脘穴是任脉上的重要穴位，可健脾和胃、补中益气。足三里穴是强健脾胃的要穴，对改善脾胃功能效果显著。太白穴是脾经上的原穴，按摩此穴能健脾、补脾，对改善脾虚证十分有效。脾俞穴是脾的背俞穴，能治疗脾胃虚弱所致的诸症。如果你有身体沉重、乏力等脾虚症状，就可以通过按摩这四个穴位来改善。

1. 整个手掌张开，置于腹部的中脘穴，并按顺时针方向按揉，至感觉温热为宜。（图4）

2. 用按摩棒点按足三里穴，每次点按5~10分钟，按压力度以有酸胀、发热感为宜。（图5）

3. 用食指指腹按揉两脚的太白穴，每次按揉3~5分钟，以穴位处微微感到胀痛为度。（图6）

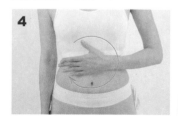
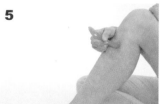
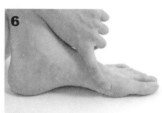

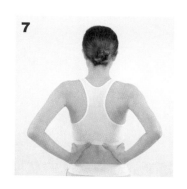

4.用拇指指腹按压脾俞穴，应逐渐增加力度，每次 2~3 分钟，以局部有酸痛感为佳。（图 7）

TIPS

轻松找穴

1.中脘穴：位于人体上腹部，前正中线上，当脐中上 4 寸。取穴时，胸骨下端和肚脐连接线中点处即是。（图 8）
2.足三里穴：位于小腿前外侧，当犊鼻下 3 寸，距胫骨前缘 1 横指处。取穴时，四个手指并拢，将食指放在外膝眼处，小指对应的地方即是。（图 9）
3.太白穴：正坐，平放足底，足内侧缘，当足大趾本节（第 1 跖骨关节）后下方赤白肉际凹陷处即是。（图 10）
4.脾俞穴：在背部，在第 11 胸椎棘突下，脊中（督脉）左右旁开 2 指宽（约 1.5 寸）处。取穴时，先取肚脐对应的第 2 腰椎，向上再数 3 个椎体即是第 11 胸椎棘突，其下旁开 2 指即是。（图 11）

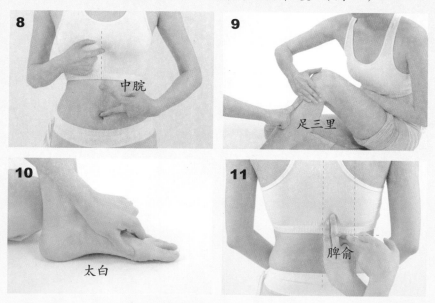

食少便溏

祝先生身形消瘦，平时吃得也不多，但吃完了就不舒服，而且大便基本不成形，像溏泥一样。如果吃得稍微油腻一些，一天就要排便好几次，以至于他现在什么油腻的东西都不敢吃了。

其实祝先生的这种情况就是我们中医上经常说的"便溏"，它与腹泻并不是一回事。便溏多半是大便不成形，粪便比较稀薄。一般来说，排便次数可多可少，不固定；而且大便总是排泄不畅或有排不尽的感觉。也就是说，便溏与腹泻可单独出现，也可交替出现。

中医认为，该病的主要病变发生于脾胃或大小肠，而基本病因在于脾功能失调。比如饮食不节而损伤脾胃、受到外邪侵扰而湿阻脾阳、肝气郁结而引起脾运化失常、脏腑亏虚以致摄纳失调等，均会引起便溏。所以，当你出现便溏症状时，先看看是不是脾出了问题。

典型症状表现：
- 大便时溏时泻，迁延反复，完谷不化。
- 饮食减少，进食后脘腹不舒服。
- 面色萎黄，神情倦怠。
- 舌苔白，舌体淡薄。

一般情况，便溏不会发展为严重的疾病，所以通常无须特殊治疗。一旦便溏持续不止，甚至伴有剧烈呕吐或高热，偶有便血等，则应立即去医院就诊。若为轻微的便溏不适，则可根据具体的病因进行日常调养，首先就得调理脾胃，使之恢复正常功能。

常吃薏米，脾不虚也不便溏

在医学书上早就视薏米为"利肠胃、消水肿、令人能食"之物，具有健脾化湿之功。正所谓"湿邪去则脾胃安"，也就是说，常吃薏米可以积极地改善脾虚引起的便溏、腹泻、食欲缺乏等不适。

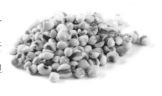

别名：薏苡仁、苡仁

性味归经：味甘、淡，性凉，归脾、胃、肺经

适用人群：风湿、湿热脚气、湿痹、肺萎肺痈、咳吐脓血等患者

禁忌人群：津枯便秘、滑精、小便多者及孕妇等

美食

薏米红豆粥

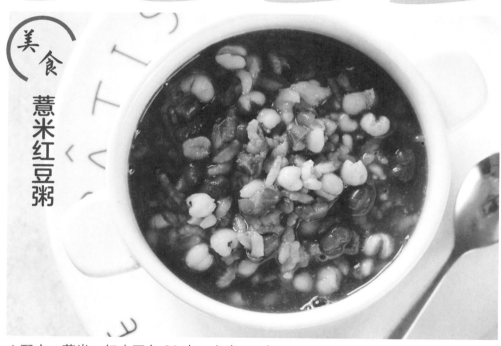

◆配方：薏米、红小豆各 30 克，大米 50 克。

◆做法：将上述食材洗净，放入锅内，煮粥即可。

◆用法：温服，佐餐食用，每日 1 次。

◆功效：健脾胃，除脾湿。改善脾虚湿气重引起的便溏及腹泻不适。

调阴阳、止便溏饮食清单

1. 脾胃虚寒者要多吃性热味辛的食物，比如胡椒、葱、姜等。

2. 脾胃虚弱者要多吃红枣、山药、白扁豆、芡实等，补养脾胃。

3. 脾湿内蕴者要适当多吃除湿之物，比如薏米、红小豆等。

多按健脾补阳穴，脾不湿、不便溏

便溏多是脾虚不能及时排除水液导致的，因此，经常按摩一些健脾补阳、利湿的穴位，对改善便溏症状很有效，比如天枢穴、中脘穴等，可促进消化，减轻腹痛、腹胀症状，缓解便溏；常按丰隆穴，可祛除水湿。

1. 拇指指腹按揉两侧的天枢穴 2~3 分钟，轻重交替进行，以可耐受为度。（图1）

2. 用食指、中指、无名指指腹重力按揉中脘穴，至局部皮肤感觉温热为宜。（图2）

3. 用拇指指端按压丰隆穴 2~3 分钟。（图3）

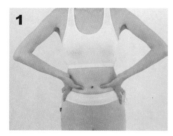 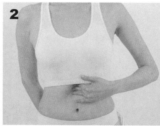 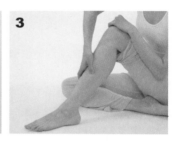

TIPS

轻松找穴

1. 天枢穴：在腹部，横平肚脐，前正中线旁开 2 寸处。取穴时，从肚脐旁开 2 横指，按压有酸胀感处即是。（图4）

2. 中脘穴：位于人体上腹部，前正中线上，当脐中上 4 寸。取穴时，胸骨下端和肚脐连接线中点处即是。（图5）

3. 丰隆穴：位于小腿前外侧，外踝尖上 8 寸，条口穴外 1 寸，距胫骨前缘 1.5 寸。取穴时，正坐屈膝，先找到外膝眼与外踝尖连线的中点，再找到胫骨前缘外侧 2 横指，和刚才那个中点平齐的地方即是此穴。（图6）

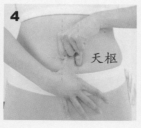
天枢

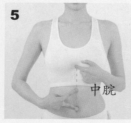
中脘

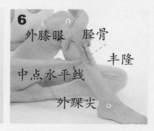
外膝眼　胫骨
丰隆
中点水平线
外踝尖

带下病

贾女士，25岁，最近半年来白带量多，有时是白色，有时是淡黄色，没有臭味。刚开始她以为这是普遍现象就没往心里去，结果情况越来越糟。最近一个月，白带的颜色变成了黄色，黏稠，还有点臭味，下身也很痒，整个人也没有精气神儿，经常手脚冰凉。

白带是女性的生理现象，正常的白带是无色透明或乳白色的，无味或略带腥味。健康女性通常在发育成熟时期、经期前后、妊娠初期均会出现白带增多的情况，这属于正常的生理反应，并非病理现象。一旦带下的量增多，色、质、气味等也发生了异常变化，偶尔还伴有全身或局部不适之症，则应当作为病论，被中医称之为"带下病"。

中医认为，带下病之所以产生主要是湿邪在作祟。湿邪又有内外之分，外湿即外感湿邪，如女性经期淋雨、涉水等，寒湿入体；又如女性产后体弱，若是吃了生冷、不洁之物，湿毒便会乘虚而入，直捣子宫，最终导致任脉受损、带脉失约，从而诱发带下病。内湿与脏腑功能有关，比如脾虚就是造成带下病的一个重要原因。

证型	病机	主要症状	治疗方法
脾阳虚	脾阳虚弱，运化失职，水湿内停，湿浊下注，损伤任带二脉，约固无力所致	带下量多，色白或淡黄，质稀薄，无臭气，绵绵不断，伴有面色苍白、神疲倦怠、四肢不温、纳少便溏等	健脾益气，升阳除湿
湿热下注	脾虚湿盛，郁久化热，湿热互结，流注下焦，损及任带，约固无力所致	带下量多，色黄，黏稠，有臭气，或伴阴部瘙痒，常伴有胸闷心烦、口苦咽干、纳食较差、小腹或少腹作痛、小便短赤、舌红、苔黄腻等	健脾除湿，清热止带

像贾女士这种情况，很明显就是脾阳虚造成的带下病，而且已经郁久化热了。所以，在治疗时既要健脾升阳，还要注意清热除湿，这样才能从根本上治愈或改善疾病。

山药白果粥，健脾收涩止带

《本草便读》中说，白果"上敛肺金除咳逆，下行湿浊化痰涎"。可见，小小的白果不仅可收敛肺气而止咳、定喘，还能健脾而化痰饮、止带浊、缩小便。与山药、芡实等搭配做成药膳，对改善带下、白浊、遗精、小便频数等症有效。

别名：银杏、白果仁、佛指甲、灵眼、佛指柑

性味归经：性平，味甘、苦、涩，归肺、肾经，有小毒

适用人群：赤白带下、小便白浊、肺虚咳喘者

禁忌人群：咳嗽痰稠者；实邪者、儿童应慎食

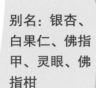

美食

山药白果粥

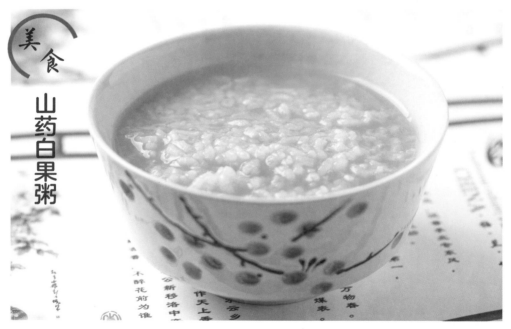

◆ **配方：**鲜山药 150 克，白果 5 克，芡实 15 克，大米 100 克。

◆ **做法：**山药削去外皮，切成小丁；大米淘洗干净，下入清水锅中烧开，煮至五成熟；放入山药丁搅匀、烧开，煮至七成熟；放入白果、芡实，煮至熟烂、粥稠即可。

◆ **用法：**佐餐食用，温服，每日 1 次。

◆ **功效：**健脾化湿、固涩止带。改善脾虚所致的带下病。

刮痧膀胱经，湿气全排掉，缓解带下不适

足太阳膀胱经具有强大的排出湿气的作用，对于寒湿阻滞所致的带下病、月经不调等均有显著的改善功效。膀胱经上还分布着人体五脏六腑的背俞穴，而刮痧本身就有振奋阳气、祛除湿邪的作用，通过给膀胱经刮痧，可以调节脏腑功能，对祛除体内湿邪，改善脾阳虚带下病的效果显著。

【经络早知道】

背部的膀胱经：选取背部脊柱两侧（旁开1.5寸）的一段膀胱经。（图1）

【刮痧方法】

选取背部的两侧膀胱经第一、二侧线，刮痧板与皮肤成45°角，从上而下刮拭，用力要均匀、适中，至出痧为佳。（图2）

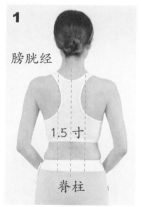
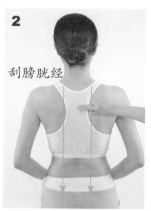

艾灸特效穴，祛除脾湿止带下

经常按摩或者艾灸脾俞穴，至穴位处产生热感，有利于排湿止痛，改善带下不适。艾灸气海穴，则有利于提升阳气、温里散寒，缓解带下病。艾灸足三里穴与三阴交穴，则有助于强健脾胃功能，改善脾虚带下症状。

点燃艾条，悬于脾俞穴（图3）上方2~3厘米处，至局部穴位感觉温热，每次15分钟左右，隔日1次。

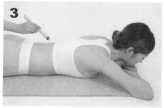

然后用同样的方法艾灸气海穴（图4）、足三里穴（图5）、三阴交穴（图6）。

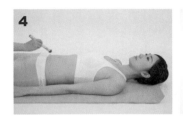
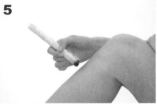
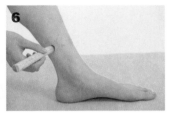

TIPS

轻松找穴

1.脾俞穴：在背部，在第11胸椎棘突下，脊中（督脉）左右旁开2指宽（约1.5寸）处。取穴时，先取肚脐对应的第2腰椎，向上再数3个椎体即是第11胸椎棘突，其下旁开2指即是。（图7）

2.气海穴：在肚脐下1.5寸，和肚脐相对的位置。取穴时，从肚脐向下量取2横指即是。（图8）

3.足三里穴：位于小腿前外侧，当犊鼻下3寸，距胫骨前缘一横指处。取穴时，四个手指并拢，将食指放在膝眼处，小指对应的地方即是。（图9）

4.三阴交穴：位于内踝尖上3寸，胫骨内侧面后缘。取穴时，四指并拢，从内踝尖向上量取4横指，食指处就是三阴交穴。（图10）

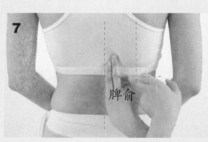

脾俞

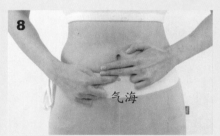

气海

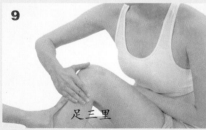

足三里

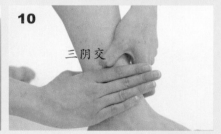

三阴交

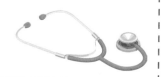

肾，
阴阳失调了

中医认为，肾为"先天之本"，主藏精，主生长、发育、生殖，主水液代谢，主纳气，主一身之阴阳。

●肾阴，又称元阴、真阴、真水，为人体阴液的根本，对机体各脏腑组织起着滋养、濡润作用。

●肾阳，又称元阳、真阳、真火，为人体阳气的根本，对机体各脏腑组织起着推动、温煦作用。

从阴阳属性来说，精属阴，气属阳，所以有时也称肾精为"肾阴"，肾气为"肾阳"。肾阴及肾阳为脏腑阴阳之本，如果肾的阴阳失调了，就会影响其他脏腑的生理功能，而人体也就会出现一系列的病症。

肾病常见症状及其病因病机

与肾有关的常见病症	病因病机
阳痿、滑精、早泄、遗精	肾阳虚衰，命门之火不足；或肾气虚损，精关不固，失其封藏固摄之权；或肾阴虚，相火妄动所致
腰膝酸软	腰为肾之府，肾主骨。肾阳虚、肾精不充，则不能温煦；或肾阴亏虚，不能滋润濡养筋脉所致
气喘	肺主呼吸，肾主纳气。肾气虚损，失其摄纳之权，气浮于上，不能纳气归元所致
耳鸣、耳聋	肾开窍于耳，肾精可生髓充脑，脑为髓之海，肾阴虚、肾精不充，髓海空虚所致
骨蒸潮热	肾阴不足则肺阴虚损，肺肾阴虚，阴不制阳，则虚热内生
虚烦失眠、健忘	肾阴不足，心肾不交，则虚烦而难寐；肾精亏虚，髓海不充，轻则记忆力减退，重则健忘
小便不利、尿闭、水肿	多由肾阳虚损，气化失司，关门不利，水液不能蒸化或下输所致

腰部酸痛，下肢痿软

蔡女士，57岁，近半年来总感觉腰部酸痛，走路时下肢也发软无力，尤其是遇到阴天下雨、天气寒冷的时候，腰腿酸痛得更厉害，手脚发凉。她听别人说吃六味地黄丸管用，就自己买了两盒吃，但没什么效果。

中医认为，肾主骨，生髓造血，如果肾阳旺盛，则骨骼发育良好；如果肾阳不足，则骨骼发育受到影响。腰部为肾脏所在部位，一旦腰部受寒，肾阳就会受损，肾精不充，不能温煦滋养腰膝，从而引发腰痛。天气越寒冷，腰痛越明显。因为寒湿会阻滞经脉，使气血运行不畅而加重腰腿痛。

肝肾阴虚也会影响腰腿的关节健康。肾主骨髓，肝藏血造血。肝肾亏虚，则骨弱髓减，气血失调。这时候如果外邪侵入体内，就会痰瘀互结，造成经络阻塞。不通则痛，腰腿痛由此而来。

也就是说，肾阴虚和肾阳虚都有腰膝酸软的表现，那怎么区分呢？

证型	病机	主要症状	治疗方法
肾阳虚	肾阳虚衰，肾精不充，不能温煦滋养腰膝	腰膝酸软而疼，四肢无力，尤以下肢为甚，伴有畏寒怕冷、手脚凉、精神萎靡、头晕目眩、视物昏花、尿频等阳虚症状	温补肾阳
肝肾阴虚	肝肾阴液亏虚，阴不制阳，虚热内扰所致	腰膝酸软，伴有眩晕耳鸣、失眠多梦、潮热盗汗、五心烦热、咽干颧红、舌红少津等阴虚症状	滋阴补肝肾

案例中的蔡女士，明显是肾阳虚导致的腰膝酸软，而六味地黄丸是补肾阴的，药不对症，又怎么会有效果呢？所以，大家一定要辨清是肾阴虚还是肾阳虚之后再用药。

杜仲煲汤补肾虚，腰腿不再酸软

《本草纲目》记载杜仲："盖肝主筋，肾主骨。肾充则骨强，肝充则筋健……故能入肝而补肾，子能令母实也。"可见，杜仲具有补肝肾、强筋骨的功效，对改善肾阳虚所致的腰冷酸痛、下肢无力等症效果显著。

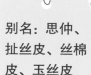
别名：思仲、扯丝皮、丝棉皮、玉丝皮

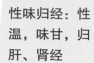
性味归经：性温，味甘，归肝、肾经

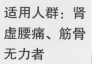
适用人群：肾虚腰痛、筋骨无力者

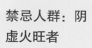
禁忌人群：阴虚火旺者

美食

杜仲强肾汤

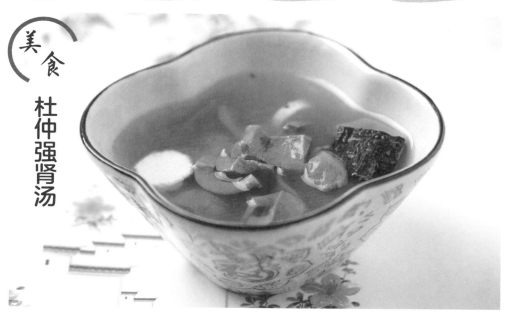

◆配方：杜仲 10 克，山药 20 克，枸杞子 15 克，猪肾 1 个，姜片、米酒、盐各适量。

◆做法：将猪肾剖开，剔去筋膜臊腺，洗净切块；与杜仲、山药、枸杞子、姜片一同放入砂锅内，加入米酒和适量清水，炖 1 小时，用盐调味即可。

◆用法：每日 1 次，吃肉喝汤。

◆功效：补肾益气，阴阳双补。可有效改善肾阳虚所致的腰膝酸软症状。

调阴阳、补肾虚饮食清单

1. 阳虚者多吃温补阳气的食物，比如核桃、栗子、羊肉、虾仁、韭菜等。

2. 多吃温补脾胃的食物，比如红枣、桂圆、糯米、鸡肉等。

3. 忌食各种性质寒凉、生冷的食物，比如生冷瓜果、各种冷饮、螃蟹、绿豆、绿茶等。

练习强肾扭腰功，激发腰部阳气

扭腰功是一种很好的腰部保健操，经常练习可以促进腰部的气血运行，增强肾脏功能，激发肾脏的阳气，对尿频、夜尿多、遗精、阳痿等肾虚之症有较好的防治功效。

【运动方法】

1.站姿，双脚分开，与肩同宽，身体略微前倾，双腿微屈，双脚脚趾紧紧向下抓住地面。（图1、2）

2.双肘自然弯曲，双手用力撑开，掌心朝内护住丹田处（肚脐下方）。（图3）

3.双臂、双手保持不动，以脊椎为轴心，用两胯带动整个臀部，按顺时针方向转圈，连续转20圈，再以同样的姿势逆时针转动胯部20圈。（图4、5、6）

【注意事项】扭腰时，双臂、双手要保持不动，只让臀胯扭动，这样扭才能更快地提升肾脏的阳气。

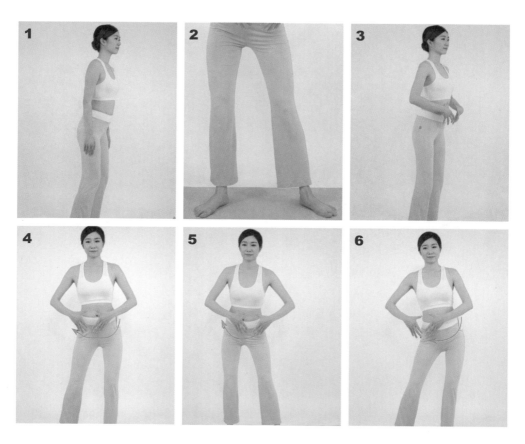

按摩补肾壮阳要穴，改善腰痛腿软症状

肾俞穴是肾的背俞穴，能外散肾脏之热，刺激它可调肾气、补肾阳、强腰脊。命门穴属督脉，按摩此穴，有培元固本、温肾壮阳、强健腰膝的功效，可治疗腰骶痛及肾阳虚衰所致的下肢痿痹、小腹冷痛、泄泻、尿频等症。腰阳关穴可以除湿止痛、舒筋活络，缓解腰痛、下肢痿痹等症。

1.双手叉腰，以拇指指端用力向下按压肾俞穴，每次3分钟。（图1）

2.用食指指端点按命门穴，每次5分钟，至穴位处有灼热感为佳。（图2）

3.双手对搓至掌心发热，再将手掌放在腰部，两手拇指指端同时点按腰阳关穴，至局部感觉温热为宜。（图3）

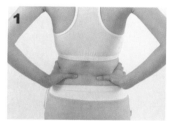 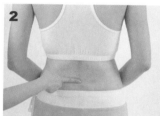 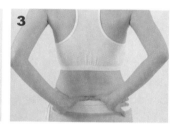

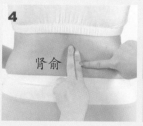 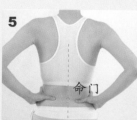 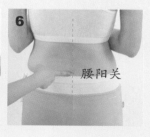

肾俞

命门

腰阳关

阳痿

王先生与太太都年近40岁了，王先生白天工作忙得不可开交，身体几乎透支，下了班到家洗洗涮涮后倒头就睡，偶尔太太有要求也只能草草了事，几次下来太太得不到满足，还一度怀疑王先生是不是有了新欢。其实，王先生一肚子的苦水无处可倒，不敢随便告诉别人自己的问题，也不愿意上医院做检查，更不敢乱吃市面上的壮阳药。

阳痿，在男科疾病中较为常见，专指青壮年男子的阴茎不能勃起、勃起不坚、不能完成正常房事等，常与遗精、早泄同时发生。

阳痿的病因比较复杂，但以房劳太过、频繁手淫为多见。中医认为，男子的精液、女子的阴液实乃生命元阳的重要组成部分，发挥着繁衍与孕育后代的作用。若是房事无度、纵欲过度或者手淫过度，就会损伤肾精、伤及肾阳，最终导致肾气衰竭、命门火衰，随后阳痿之症便会缠上身。不仅如此，年老体衰、劳累过度也易导致阳痿，这是因为肾虚或者气血不足会引起瘀血阻滞而停留在下阴部，从而形成多虚、多瘀的体质，久而久之必然使阴部的宗筋失养而不能正常地进行性生活。

证型	病机	主要症状	治疗方法
命门火衰	房劳太过，或手淫频繁，或早婚，以致精气亏虚，命门火衰所致	阳事不举，精薄清冷，阴囊阴茎冰凉冷缩，或局部冷湿，腰酸膝软，头晕耳鸣，畏寒肢冷，精神萎靡，面色苍白，等等	温肾壮阳，滋肾填精
肾阳虚	年老体衰、劳累过度使肾阳亏虚所致	阳痿，早泄，畏寒怕冷，面色苍白，腰膝酸软，等等	补肾壮阳
恐惧伤肾	惊则气乱，恐则伤肾，恐则气下，渐至阳道不振，举而不坚	阳痿不举，或举而不坚，胆怯多疑，心悸易惊，夜寐不安、易醒，等等	益肾宁神

常吃韭菜，温补肾阳、"性"福生活

《本草纲目》记载：韭菜有补肝肾，暖腰膝，壮阳固精之效。因此，韭菜又有起阳草、壮阳草之称，对补肾助阳、改善阳痿症状有疗效。

别名：生韭、起阳草

性味归经：性温，味辛，归肝、肾、胃、肺经

适用人群：肾阳虚者

禁忌人群：阴虚火旺者，有眼疾者

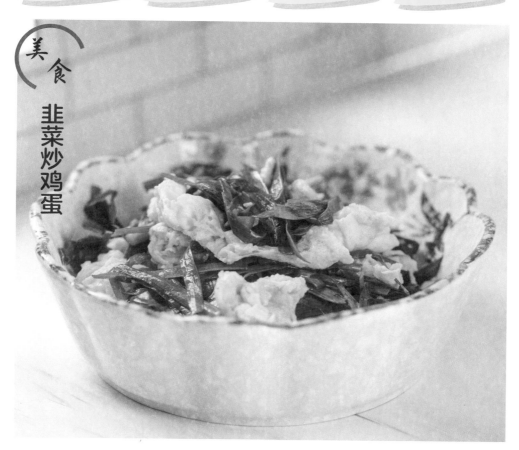

美食

韭菜炒鸡蛋

◆配方：韭菜 100 克，鸡蛋 4 个，盐、鸡精、植物油各适量，葱末少许。

◆做法：将韭菜择洗干净，切成小段，鸡蛋液搅打均匀；油锅烧热，放入葱末煸炒出香味，倒入鸡蛋液，待蛋液凝固后，盛出备用；锅返回火上，注入少量油，放入韭菜，加入盐、鸡精调味，八成熟时放入鸡蛋，炒熟后出锅。

◆用法：佐餐食用。

◆功效：此方可滋补肾阳，改善阳痿症状。

少林铁裆功，升补肾阳

少林铁裆功，以刺激睾丸为主，是中国自古相传的保护男子生殖器的练习方法，是一种祛病健身良方。这套功法，对于辅助治疗阳痿、早泄、滑精等症状有非常好的效果，还能增强性功能。本功法无任何不良反应，无病者练习更可以补肾壮阳、强身健体。

【运动方法】

1.推腹：仰卧，全身放松，调匀呼吸，排除杂念。两手并拢，指尖相对，置于胸部，适当用力，从剑突部向耻骨推摩36次。下推时将废气慢慢呼出，用意念将真气送入丹田；手上移时吸气。（图1）

2.分阴阳：仰卧，以两手掌自剑突下向腹两侧分推36次，由高渐低，至小腹两侧为止。分推时慢慢呼气，手上移至剑突时吸气。（图2）

3.揉腹：仰卧，两手掌重叠放于腹部，先逆时针方向揉50次，再顺时针方向揉50次。采取自然呼吸，意守气海穴（脐下2横指处）。（图3）

4.通背：站式，两手半握拳，右手捶左侧肩部及上胸部，同时左手捶右侧脾俞、肾俞、大肠俞、命门、志室等穴20~30次。然后换手继续捶打，采取自然呼吸。（图4、5）

5.摇转双膝：两脚并拢，两掌按于两膝上，双膝并靠微屈并向左、右摇转各25次。采取自然呼吸。（图6）

6.滚棍：光脚踩在圆木棍上，前后滚动50~100次。（图7）

7.收功：两手自然放于大腿上，自然呼吸，意守丹田，静坐片刻，然后按揉面部、头项和手，再站起自由活动一会儿。（图8、9）

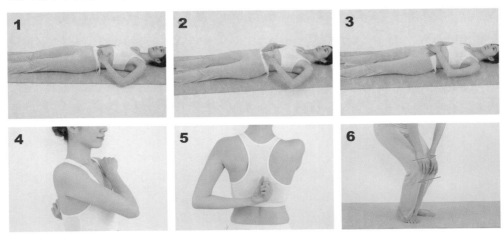

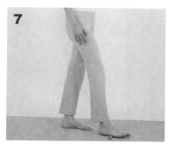
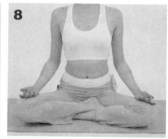
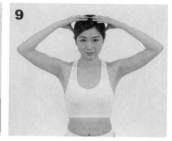

【注意事项】每个动作的操作次数和强度应由少、轻逐渐增加，以练后无疼痛不适为度。待适应以后，力度应尽量增大，刺激手法也可增至几百次，以便能给睾丸足够的刺激。

按摩腰腹部穴位，肾阳不虚

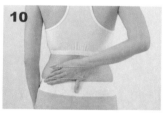

中医经常会使用一定的按摩手法来固肾壮阳，尤其是一些关乎肾脏健康的腰腹部按摩，温补肾阳的效果更显著，对辅助治疗阳痿等症有帮助。

1. 用整个手掌紧贴于命门穴，手指方向与脊柱垂直，横向快速推擦，至局部皮肤感觉透热为宜。（图10）

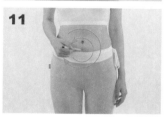

2. 用圆珠笔笔端按揉腹部的气海穴，先顺时针后逆时针按揉，至腹部产生温热感为宜。（图11）

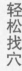

TIPS

轻松找穴

1. 命门穴：在腰部的后正中线上，第2腰椎棘突下的凹陷处。命门穴其实就是在系裤腰带的地方，和肚脐眼是对应的。（图12）

2. 气海穴：在肚脐下1.5寸，和肚脐相对的位置。取穴时，从肚脐向下量取2横指即是。（图13）

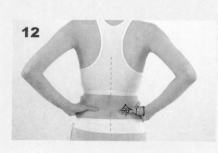

命门

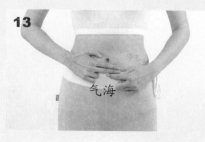

气海

梦遗

蒋先生不足40岁，是一家外企公司的经理，经常陪客户吃饭喝酒，熬到深夜。一天夜里，蒋先生应酬结束后直接回家休息，迷迷糊糊之中好像做了一个梦，惊醒后竟然发现自己的内裤里全是精液。之后这种情况又发生过好几次，蒋先生也开始腰酸背痛，白天时常犯困，全身没有什么力气，手脚总是冰凉。

遗精是指在没有发生性生活时所产生的一种精液不自觉溢出的病态表现，它是青春期之后出现的特殊生理现象，它的出现往往意味着一个男人的成熟。遗精本是正常的生理现象，但有些情况则是肾虚的表现，怎么判断呢？我们可以通过以下几点来判断：

- ●不因性生活而精液频繁遗泄，每周2次以上。
- ●或在睡中有梦而遗精。
- ●或在睡中无梦而遗精。
- ●或有少量精液随尿而外流，甚者可在清醒时自行流出。

只要有以上几种情况出现，就是病理性的遗精，这是怎么造成的呢？中医认为，肾藏精。人体精液本来是封固于肾脏之内而不会轻易外泄的，但若生活中心神太过劳损、纵欲过度、酗酒无度等，就会使肾精亏耗，致使肾阴虚而阳亢、肾火偏亢或旺盛，从而扰乱精室而不易封藏，肾气也会失去固摄，精液不容易被"锁住"，最终导致精液滑泄。

熟地黄入菜肴，补血益精

熟地黄具有滋阴养血、益肾生精的功效，适用于阴虚、血少、精亏之症。临床上，经常用熟地黄来治疗肝肾阴虚导致的腰膝酸软、头晕目眩、气短喘促、心慌心悸、潮热盗汗、遗精劳损等症。

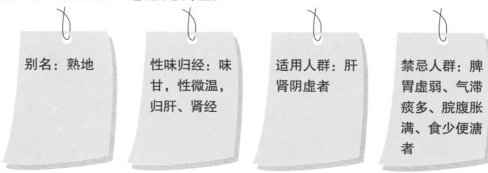

别名：熟地

性味归经：味甘，性微温，归肝、肾经

适用人群：肝肾阴虚者

禁忌人群：脾胃虚弱、气滞痰多、脘腹胀满、食少便溏者

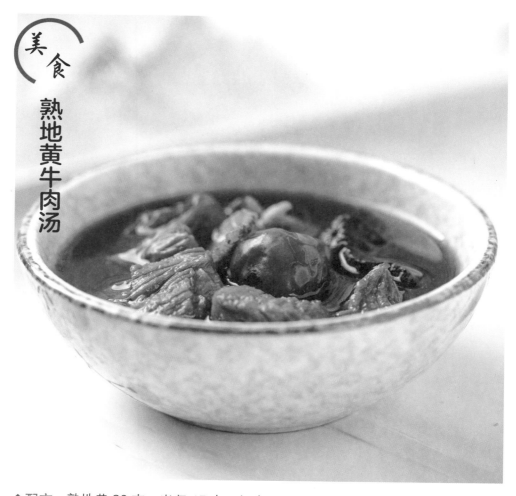

美食

熟地黄牛肉汤

◆配方：熟地黄 30 克，当归 15 克，红枣 10 颗，牛肉 500 克，姜、盐各适量。

◆做法：将牛肉洗净、切块，入沸水汆烫；姜拍松。所有材料一起倒入砂锅中，
加入适量清水，大火煮沸后改用小火慢炖 2 小时左右，加入盐调味即可。

◆用法：不拘时随意服用，于晚上睡觉前趁热喝一碗效果更好。

◆功效：补血益精，改善遗精症状。

固精止遗运动法

一套简单的固精止遗功法，搭配上合理的呼吸，在壮阳益肾、填养肾精方面
还是颇有效用的，并有利于提高机体的性功能，对于肾阳不足所致的阳痿、早泄、
遗精、性功能衰退等病症均有辅助治疗功效。

【运动方法】

1.正坐，两腿向前伸直并拢，脚尖朝上，两臂屈肘，两手握拳置于两胁，两肘尽量背伸，两前臂紧贴胁下。（图1）

2.两拳松开，手臂上举，沿前胸、头侧向上托举，至肘伸直，掌心朝前，指尖朝上，眼睛看向前方，同时收腹提肛。（图2）

3.低头弯腰前俯，两手自然下落，手指尽量握住脚趾，两膝不能弯曲。（图3）

【注意事项】 如此反复练习20~30次，早晚各练1遍，配合呼吸效果最佳。

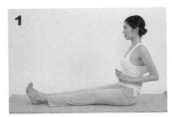
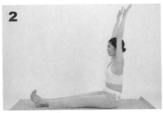
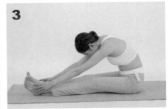

按摩补肾大穴，快速止遗

通过长期的按摩治疗可改善遗精、阳痿等病症。其中，阴交穴可固肾培元、调经止遗，主要用于男性遗精；腹部的关元、中极与三阴交穴搭配按摩，可补气益肾，有效地提高男性的精力与活力，对遗精等症有一定功效；涌泉穴是肾经的首穴，是肾经之气发源之所，有益精补肾、滋养五脏的作用；肾俞穴可固肾、理气、升阳，对遗精、阳痿、早泄等性功能衰退问题有极大的改善作用。

1.拇指指端一紧一松用力按压三阴交穴，再配以按揉动作，至产生酸胀感为宜，并放射至膝盖和足跟即可。（图1）

2.食指、中指并拢，用指腹按揉关元穴，每次2~3分钟。（图2）

3.四指并拢，用力且快速地摩擦涌泉穴，至脚心发热为宜。（图3）

4.自然站立，除拇指以外的其余四指并拢，并用力按揉中极穴2分钟，至局部感觉酸胀为宜。（图4）

5.用按摩工具或拇指指腹重力按揉肾俞穴，至局部产生酸胀感为宜。（图5）

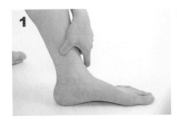
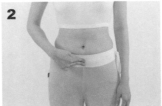
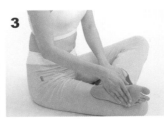

6.用拇指指端点按阴交穴，力度适中，以可耐受力为度，双手拇指交替点按，至局部产生酸胀感为宜（图6）。

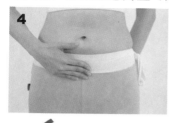
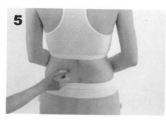
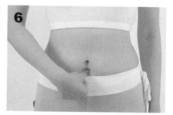

TIPS

轻松找穴

1. 阴交穴：在下腹部，前正中线上，肚脐向下1寸。取穴时，将耻骨联合上缘的中点和肚脐连线5等分，由上向下1/5处，按压有酸胀感。（图7）
2. 关元穴：位于前正中线上，脐下3寸。取穴时，从肚脐向下量取4横指即是。（图8）
3. 中极穴：在下腹部，前正中线上，肚脐向下4寸。取穴时，将耻骨联合上缘的中点和肚脐连线5等分，由下向上1/5处，按压有酸胀感。（图9）
4. 三阴交穴：位于内踝尖上3寸（4横指），胫骨内侧面后缘。取穴时四指并拢，从内踝尖向上量取4横指，食指处就是三阴交穴。（图10）
5. 肾俞穴：在背部，第2腰椎棘突旁开1.5寸处。取穴时先取肚脐对应的第2腰椎，再向旁边量取2横指即是。（图11）
6. 涌泉穴：位于足底部，蜷足时足前部凹陷处，约当足底第2、3趾趾缝纹头端与足跟连线的前1/3与后2/3交点上。（图12）

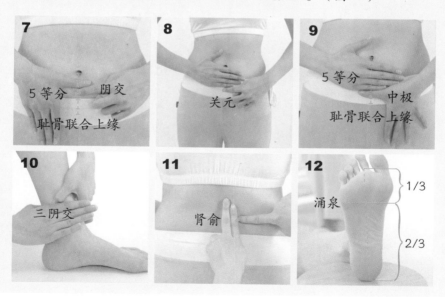

遗尿

小明今年 5 岁多了，晚上若是没有被奶奶叫醒去上厕所，多半就会尿床。白天若是稍微多喝一些水，晚上尿床是必然的。茶余饭后，大人们总爱拿这件事情取笑小明。

小儿在睡觉时小便自遗，醒来才能觉察到的现象其实就是所谓的"遗尿"。该病症多发于学龄儿童，规律性强，这本身就是寻常事儿，但遗尿症也可能发生在 20 岁以上的青年人身上，不仅在夜间遗尿，有时连咳嗽、打喷嚏、上楼梯或大笑时尿液都会不自主地流出，这着实让人烦恼与难堪！

在中医看来，人体水液代谢离不开五脏六腑的协调与配合，而遗尿则与肾、膀胱的控制与贮藏功能失调有着极大关联。

证型	病机	主要症状	治疗方法
下元虚寒	肾主水，肾气通于阳，水液之余则会以小便的形式排出。膀胱为津液之府，若肾气不足，一旦被寒气侵袭，使下焦虚寒，开阖失司，就会控制不住水液而导致遗尿	睡中遗尿，醒后方觉，每晚 1 次以上，小便清长，伴有神疲乏力、面色苍白、肢凉怕冷、下肢乏力、腰腿疲软、蜷卧而睡等症状	温补肾阳，固涩小便
肾虚不固	肾气虚，脾肺气虚，失于固摄，使膀胱功能失常所致	睡中遗尿，白天尿频，易患感冒，伴有气短、自汗、面色少华、四肢乏力、食欲不振、大便溏薄等	培元补肾，补肺健脾，固摄止遗

金樱子入膳食，涩精缩尿还壮阳

金樱子有补肾壮阳、涩精缩尿、止泻止带等功效，适用于遗精、遗尿、尿频、崩漏、带下、久泻、久痢等病症，并对脱肛、子宫下垂、消化不良等症均有效。

别名：灯笼果、糖罐、刺榆子、糖刺果、刺梨

性味归经：性平，味甘、酸、涩，归肾、膀胱、大肠经

适用人群：肾阳虚体质者、脾虚泄泻者

禁忌人群：中寒有痞、实火邪热者

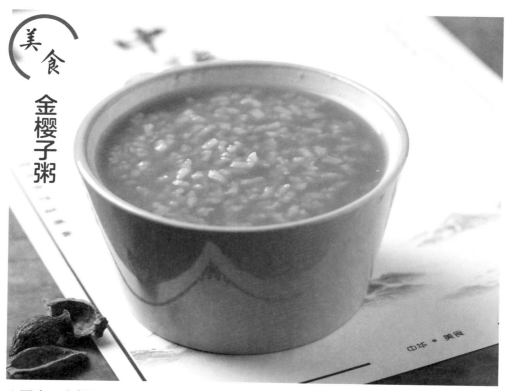

美食 金樱子粥

◆配方：金樱子 20 克，大米 50 克，白糖适量。

◆做法：将金樱子捣碎，加水煎煮，去渣留汁，备用；大米洗净，加入适量水，
大火煮沸后改用小火炖煮，粥将成时倒入金樱子药汁，再煮沸 2 次左右，
调入白糖拌匀即可。

◆用法：温服，每日 1 剂，可早晚分服。

◆功效：固肾益精，强筋壮骨。对肾阳虚所致的遗精、遗尿、小便频多、夜尿频
多、阳痿等症均有一定的辅助疗效。

调阴阳、止遗尿饮食清单

1. 多吃温补固涩的食物，比如山药、莲子、韭菜、黑芝麻、桂圆、乌梅等。

2. 少吃巧克力及柑橘类水果，以免加重小儿夜间遗尿症状。

3. 少吃辛辣刺激性食物，避免大脑皮质功能失调。

4. 下午 4 时以后，督促小儿控制进水量，晚餐少吃流质食物，以免加重肾
脏负担。

5. 少吃利尿类食物，比如西瓜、薏米、红小豆、鲤鱼等。

按摩特效穴，小便不是事儿

以下按摩每天可进行1次，每次连续操作5~10次，不遗尿后再继续按摩数日以巩固疗效。此法有利于调养阴阳、疏通血脉，对改善遗尿症状有一定帮助。

1. 站立，全身放松，用双手拇指腹按揉肾俞穴300次。（图1）

2. 双手重叠，稍用力按揉腹部的气海穴，先顺时针后逆时针按揉，至腹部产生温热感为宜。（图2）

3. 端坐，用拇指指腹重力按揉足底的涌泉穴，先顺时针后逆时针按揉，至局部产生酸胀感为宜，左右脚交替按揉。（图3）

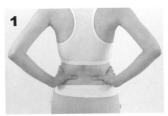 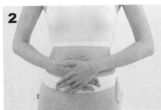 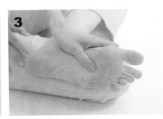

1. 肾俞穴：位于第2腰椎棘突下，旁开1.5寸。取穴时，在腰部，在和肚脐同一水平线的脊椎左右两边2指宽处。（图4）

2. 气海穴：在肚脐下1.5寸，和肚脐相对的位置。取穴时，从肚脐向下量取2横指即是。（图5）

3. 涌泉穴：位于足底部，蜷足时足前部凹陷处，约当足底第2、3趾趾缝纹头端与足跟连线的前1/3与后2/3交点上。（图6）

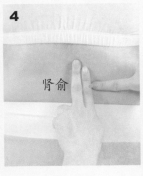 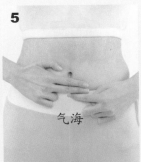 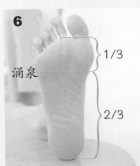

肾俞

气海

涌泉 1/3 2/3

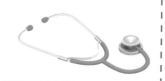

胃，阴阳失调了

胃与脾同居中土，与脾相表里，中医把脾胃合称为"后天之本"。但胃为燥土属阳，脾为湿土属阴。胃的生理功能主要是受纳与腐熟水谷，且必须和脾的运化功能相配合，才能顺利完成。

而胃要完成受纳、腐熟功能，不仅取决于胃气的通降、胃阳的蒸化，更需胃液的濡润。如果胃气不降，胃阳虚衰或胃阴虚，不仅直接导致中焦不和，影响六腑的功能，甚至还会影响全身的气机升降，阴阳失调，从而出现各种病理变化。

胃病常见症状及其病因病机

与胃有关的常见病症	病因病机
嗳气、呃逆、恶心、呕吐	多由胃失和降，胃气上逆所致
口臭，舌苔黄厚	外邪凝滞，肺胃郁热上攻，或者胃火炽盛，浊气就会上逆，熏蒸口舌所致
胃脘胀痛	多由情志抑郁，或宿食停滞，导致胃气郁滞，和降失职，气机阻塞不通，不通则痛
消谷善饥	多由胃热炽盛，腐熟功能亢进，水谷消化加速所致
胃脘嘈杂	多由胃热（火），或胃阴亏损，虚热内生，胃腑失和所致
纳呆食少	多由胃气虚弱，腐熟功能减退，和降失职；或脾胃虚寒、脾胃郁热、胃阴虚所致
便秘	胃热炽盛致燥热内结、胃失和降、胃阴虚所致

下面，我们就不思饮食、口臭、牙龈肿痛等病症详细介绍一下胃阴阳失调的调理方法。

不思饮食

夏利为了减肥，经常不吃饭，确实瘦下来一些，可现在吃什么都没胃口，甚至都有点儿厌食，就连脸色也没有光泽，身体越来越瘦，精神状态也很差。如果强迫自己多吃，不久便会产生腹胀、恶心及呕吐等不适。

夏利这种情况，就是过度节食导致的厌食症。这种病看起来算不上什么大问题，但时间久了，就会引起营养不良，身体越来越虚弱，进而引发其他的病症。

那为什么会出现这种情况呢？人之所以会厌食，多半是脾胃出问题了。《黄帝内经·灵枢·脉度》中说："脾气通于口，脾和则口能知五谷矣。"其意是说，脾气健旺，则食欲旺盛；如若脾失健运，湿浊内生，就会导致食欲不振。

中医认为，胃主受纳。胃之所以能主动摄纳，是依赖于胃气的作用，胃气通降，则进入胃中的食物能够被很好地消化、排空，胃空了就会使人产生食欲。但如果胃气虚弱或胃气不降，使胃的受纳、腐熟功能失常，即使胃中空虚，人也不会产生食欲。

证型	病机	主要症状	治疗方法
脾胃气虚	脾胃气虚，受纳、腐熟、运化功能失常所致	不思饮食、食后腹胀或进食少许，伴有气短懒言、倦怠乏力、舌淡苔白等症	健脾养胃
脾胃湿热	湿热蕴结脾胃，交阻于中焦，使脾胃纳运失司，升降失常，阻滞气机所致	厌食、食后上腹痞闷或胀满，恶心呕吐，伴有周身困倦疲乏、小便短黄、大便溏且黏滞不爽、舌红苔黄腻等症	健脾养胃，清热燥湿
脾胃虚寒	脾胃阳气虚衰，阴寒内盛，脾运化失健，寒凝气滞，水湿不化所致	饮食无味、不知饥饿，进食稍多则脘腹闷胀、欲呕，伴有脘腹隐痛、喜按喜暖、四肢不温、神疲乏力、气短懒言、大便溏薄等症	温补脾胃
胃阴虚	胃阴不足，虚热内生，热郁于胃，气失和降所致	感觉饥饿却又不想吃饭、口渴喜饮，伴有口干少津、唇红干燥、大便干结、小便短少等症	滋阴养胃

山楂健脾开胃，促进食欲

山楂，药食同源，擅长健脾开胃、消食化积，善治积滞难化所致的脘腹胀满、嗳气反酸等症，还可辅助治疗脾气不足所致的呕吐、厌食等不适。

别名：酸楂、山里红等

性味归经：味酸、甘，性微温，归脾、胃、肝经

适用人群：腹满饱胀、肉食积滞、上腹疼痛者

禁忌人群：脾胃虚弱、胃酸分泌过多、牙病患者及孕妇

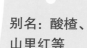
美食

陈皮山楂茶

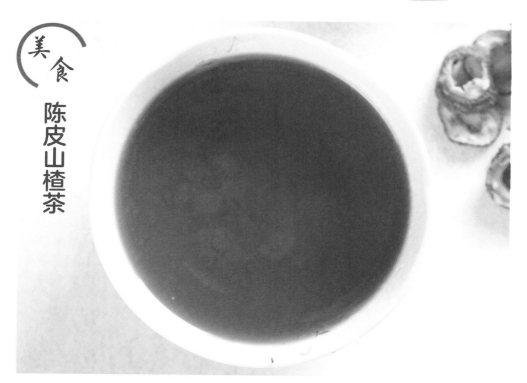

◆**配方**：陈皮 15 克，焦山楂、莱菔子各 10 克。

◆**做法**：将以上 3 味共制粗末，放入杯中，用沸水冲泡。

◆**用法**：饭后代茶饮用，每日 1 次。

◆**功效**：陈皮理气开胃，山楂健脾又开胃，莱菔子补充脾气。长期服用，可调理脾胃，促进食欲，改善消瘦体质。

按摩腹部和开胃穴，让你食欲大增

按摩也是强健脾胃功能的一种有效方法，比如摩腹，按摩关元、气海、中脘、脾俞、胃俞、足三里、三阴交等穴，有利于增强脾胃功能，改善脾的生化功能以及运输营养物质的能力等，提高食欲。

1.一手掌心与另一手手背重叠，将掌心紧贴腹部，适当用力做顺时针以及逆时针方向的环形摩动半分钟到1分钟，至腹部产生温热感为佳。（图1、2）

2.中指与食指并拢，将指腹放在关元穴、气海穴、中脘穴上，适当用力各揉压1分钟左右。（图3、4、5）

3.用拇指指腹按压被按摩者背部两侧的脾俞穴1分钟，力度以被按摩者稍感酸胀为宜。（图6）

4.双手拇指分别按于两侧的胃俞穴上，力度宜由轻到重、由重到轻，分别反复按揉3~5分钟，以局部有酸痛感为佳。（图7）

5.用拇指指端点按足三里穴，至局部产生酸胀感为宜。（图8）

6.用圆珠笔笔端按压三阴交穴，至局部皮肤发热发红，两侧交替进行。（图9）

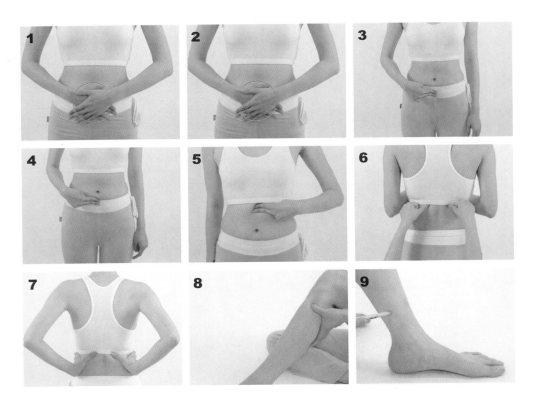

1. 中脘穴：位于人体上腹部，前正中线上，当脐中上4寸。取穴时，胸骨下端和肚脐连接线中点处即是。（图10）

2. 足三里穴：位于小腿前外侧，当犊鼻下3寸，距胫骨前缘1横指处。取穴时，四个手指并拢，将食指放在膝眼处，小指对应的地方即是。（图11）

3. 关元穴：位于前正中线上，脐下3寸。取穴时，从肚脐向下量取4横指，最下边的指边与正中线交点处即是。（图12）

4. 气海穴：位于前正中线上，脐下1.5寸。取穴时，从肚脐向下量取2横指即是。（图13）

5. 三阴交穴：位于内踝尖上3寸（4横指），胫骨内侧面后缘。取穴时，正坐，屈膝，从内踝尖向上量取4横指，食指上缘与小腿中线的交点处即是。（图14）

6. 脾俞穴：位于人体背部，当第11胸椎棘突下，旁开1.5寸处。取穴时，先取肚脐对应的第2腰椎，向上再数3个椎体即是第11胸椎棘突，其下旁开2指即是。（图15）

7. 胃俞穴：位于人体背部，当第12胸椎棘突下，旁开1.5寸处。取穴时，肚脐对应的是第2腰椎，向上再找2个椎体是第12胸椎棘突，其下旁开2指即是。（图16）

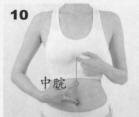

10 中脘

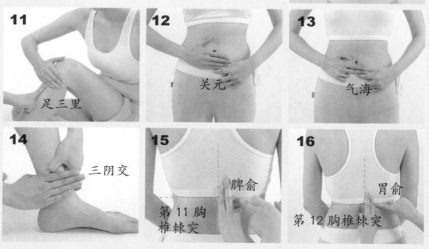

11 足三里

12 关元

13 气海

14 三阴交

15 脾俞　第11胸椎棘突

16 胃俞　第12胸椎棘突

111

口臭，牙龈肿痛

赵女士，30多岁，在公司担任经理秘书一职，事务较为繁忙，工作压力也比较大，经常忙起来就忘了吃饭，饮食极其不规律，时间久了，她的肠胃出了点儿小问题，经常会胃痛、腹胀等，可没想到最近她竟然开始口臭了，与同事交谈时总是不经意地看见他们皱眉头或者转头等不刻意的动作，特伤自尊心，连公司经理都有点嫌弃她了。她最近心情极度低落，用药也没有效果，即便好了也容易复发，情况变得越来越糟糕。

中医认为，人口内的津液与人体的五脏六腑是相通的，口臭的发生多与内脏有火有关，尤其是胃火过盛，朱丹溪就曾在《局方发挥》中指出，口臭是由"脾胃蕴热"所致。胃腑积热，胃气就会郁积在胃内，出现消化不良或饮食停滞，引起浊气上逆，口臭也就发生了。

胃与肠相连，胃热炽盛，下传大肠，会导致大肠热盛而津液亏虚，所以往往口臭之人会伴随有便秘或大便燥结难下的症状。而足阳明胃经正好经过上齿龈，而手阳明大肠经正巧路过下齿龈，也就是说，一旦胃火旺盛，就会循经上炎，继而引起牙龈肿痛、牙龈出血等症状。

上述案例中的赵女士，工作压力大与饮食不规律，导致她脾胃郁热，影响了脾胃、肠道的消化吸收功能，最终引起口臭、胃痛、腹胀等病症。所以，要想从根本上除去口臭，首先就要清泻胃火。

荷叶煮成粥，速降胃火清口气

荷叶气味清香，与知母、佩兰等配伍入药，善清夏季之暑热，有利于改善中暑、胸闷头胀、口渴、小便短赤之症。荷叶还可速降胃火、清热毒，可积极地改善难闻的口气。

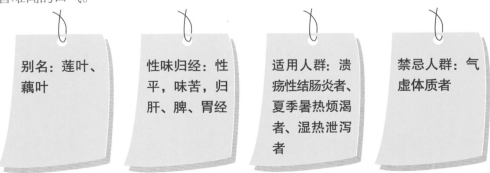

别名：莲叶、藕叶

性味归经：性平，味苦，归肝、脾、胃经

适用人群：溃疡性结肠炎者、夏季暑热烦渴者、湿热泄泻者

禁忌人群：气虚体质者

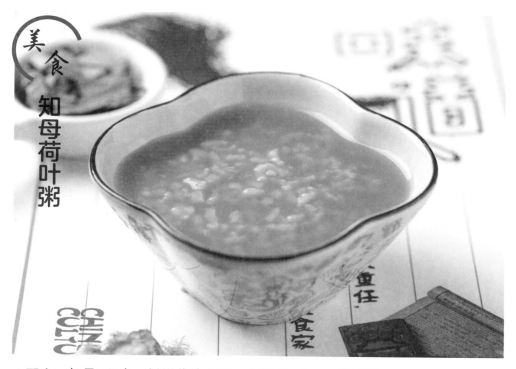

美食

知母荷叶粥

◆配方：知母 10 克，新鲜荷叶 1 张，大米 50 克，白糖适量。

◆做法：将知母洗净，荷叶洗净后切条；将荷叶、知母一起放入砂锅中，加水煎煮，滤渣取汁；大米洗净，放入锅中，加入水熬煮成粥，加入药汁，煮沸，调入白糖拌匀即可。

◆用法：空腹温服，每日 1 次。

◆功效：本品具有清热解暑、清香口气、保护牙齿之功，是胃火上亢型的口臭及牙痛者的福音。

调阴阳、除口气饮食清单

1. 食物含有的纤维有利于调节体内的消化系统，促进消化，同时还能清理口腔，因此要多吃些含有丰富纤维素的蔬菜和水果。

2. 要多吃些清淡的食物，保持大便通畅，而且还要多饮用清水以消除口腔的食物残渣。

3. 多吃些清胃火的食物，比如柚子、金橘、苹果，可健脾和胃，清新口气。

4. 一些甜食对于口臭不利，尤其是甜食造成的口腔残渣更容易诱发口臭，因此要少吃或尽量不吃。

咽津气功，清胃火除口气

常练这套功法，有利于清除胃火，改善胃部不适以及齿痛、口臭等问题。此功清晨、午休、睡前都可做，多做效果更佳。

【运动方法】

1.上身自然挺直，安稳地坐于凳上，两腿分开如肩宽，两手轻放于大腿上，嘴唇微合，全身放松，摒除杂念。（图1）

2.自然呼吸，思想集中在口腔处。先用舌搅动口齿，一般是围绕上下牙齿运转，先左后右，先上后下，依次轻轻搅动各36次，用力要柔和自然。（图2）

3.用舌尖顶住上腭部1~2分钟，促使腮腺、舌下腺分泌唾液，待口中唾液满时，鼓腮含漱36次。漱津后，将口中津液分3小口咽下，咽时意识由口腔转移到丹田。（图3）

【注意事项】平心静气，咽津时一口唾液分3次吞，用意念送入丹田。最后结束时，舌离上腭，放松口腔。

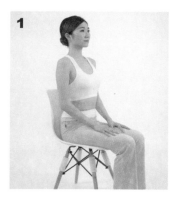
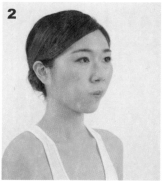
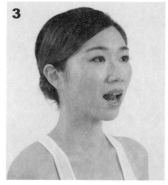

按摩降火和胃穴，口腔更健康

合谷穴为大肠经原穴，有清热止痛的功效。内庭穴是胃经的荥穴（经气流行的部位），是胃火的克星，按摩此穴可清泻胃火、理气止痛，治疗口臭、牙痛、咽喉肿痛、鼻出血、胃酸、腹胀、泄泻、便秘等各种由胃火引起的上火症状。中脘穴是胃的募穴，有健脾益气、和胃降逆的作用，可以有效地减轻口臭。膈俞穴靠近胸膈，具有利气、开胸膈的作用，可治胃气上逆引起的呃逆，减轻口臭。

1.用拇指指端分别按揉两手上的合谷穴各3分钟，以局部产生酸胀感为宜。（图1）

2.用按摩棒点按内庭穴3分钟左右，至局部感觉酸胀为宜。（图2）

3.用三指指腹重力按揉中脘穴，至局部皮肤感觉温热为宜。（图3）

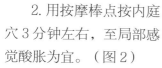
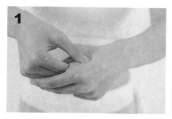
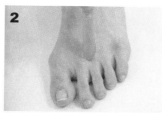
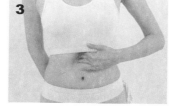
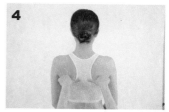

4.双手拇指指腹同时按揉被按摩者两侧的膈俞穴，适当用力，每次揉按2~3分钟。（图4）

TIPS

轻松找穴

1.合谷穴：位于手背面第1掌骨和第2掌骨之间。取穴时，拇指、食指张开，以其中一只手的大拇指指骨关节横纹，放在另一只手的虎口上，当拇指尖下即为该穴。（图5）

2.内庭穴：位于足背，当第2、3趾缝间的纹头处。取穴时，正坐，在足背2、3趾的趾蹼正中略后一些（约半横指）的凹陷处，按压有酸胀感。（图6）

3.中脘穴：位于人体上腹部，前正中线上，当脐中上4寸。取穴时，胸骨下端和肚脐连接线中点处即是。（图7）

4.膈俞穴：位于人体的背部，当第7胸椎棘突下，左右旁开1.5寸处。取穴时，可先找到肩胛骨下角，两肩胛骨下角水平线与脊柱相交处即第7胸椎棘突，再在其下缘旁开2横指处即是。（图8）

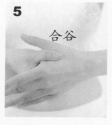

合谷

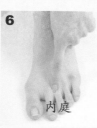

内庭

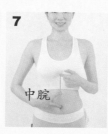

中脘

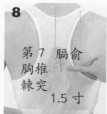

第7胸椎棘突　膈俞

1.5寸

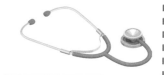

肝，
阴阳失调了

中医认为，肝脏主藏血，主疏泄。肝藏血不仅可以濡养肝脏本身，以制约肝阳，以防肝疏泄太过，还可以濡养人体的脏腑、筋脉，充盈指甲发肤，开六窍、明双目，亦为女子经血之源，故肝有"血之府库"之称。

肝主疏泄即肝脏有疏通、畅达全身气机的作用，包括促进精血津液运行输布、脾胃之气的升降、胆汁的分泌排泄，调节生殖功能，调畅精神情志。疏泄即为"疏通""条达""顺畅"之意，在正常生理状态下，肝气具有疏通、畅达的特性。肝气疏泄正常，才能畅通全身气机，推动血和津液运行，疏泄胆汁，促进脾胃的消化吸收和输布，调节精神情志和生殖机能，使身体保持健康无病的状态。而一旦肝血、肝阳、肝气失调，人也就会出现多种复杂多变的病症。

肝病常见症状及其病因病机

与肝有关的常见病症	病因病机
眩晕	多由肝阳上亢或肝火上炎，上扰清窍所致；抑或肝肾阴虚或气血亏虚，清窍失于濡养所致
目花	多由肝阴肝血不足，不能上荣于目，目失肝血所养而致
耳鸣	多为情志抑郁，肝郁气滞，郁久则化火生热或火怒伤肝，肝胆之火亢进，上扰清窍所致
头痛	肝阳上扰，或气血亏虚，或气滞血瘀，或气郁化火上窜于头部所致
乳房、两胁胀痛	多由肝郁气滞，气机阻塞，或痰气交阻，或气血互结，以致经气不利，脉络不通所致
四肢麻木	多由肝血不足，不能滋养经脉肌肤，或由于风痰流窜经脉，络脉气血不和所致
急躁易怒	肝为刚脏，主升主动，若肝郁气滞，气郁而化火，肝火亢盛，或肝之阴气升动太过、不能制阳，肝阳亢逆，则可致性情急躁、易怒

头痛

有这样一位患者，51岁左右，北方大汉，血压偏高，而且还是个急性子。家人总是劝他年纪大了，不要总是斗气，可是他性子急，也管不住自己的脾气，一急血压就上升到 160/90mmHg（毫米汞柱），立马头痛、头晕，脸都涨红了。

这位患者的头痛、血压高等症状，其实都是肝阳上亢引起的。《黄帝内经》认为："怒伤肝""喜伤心""思伤脾""忧伤肺""恐伤肾"。情志刺激对脏腑功能影响很大，肝火郁结，则急躁易怒，风阳升动，上扰清窍，则头晕目眩，连脾气都变得火爆起来了。

肝阳上亢只是造成头痛的原因之一，肝血虚、肝气滞血瘀等也会导致头痛。

证型	病机	主要症状	治疗方法
肝阳上亢	肝失条达，气郁化火，阳亢风动所致	头昏胀痛，两侧为重，心烦易怒，夜寐不宁，口苦面红，或兼胁痛，舌红苔黄	平肝潜阳，熄风止痛
肝血虚	肝藏血不足，不能上荣头面，使窍络失养所致	头痛绵绵，或眉尖至头角抽痛，两目畏光，午后更甚，头昏眼花，心慌，神疲乏力，面色苍白，心悸少寐	补血养血，和络止痛
肝气郁滞	肝失条达，气机郁滞，亦可因气郁不能运血而致血液瘀阻	头痛窜痛，或如锥刺，痛处固定不移，日轻夜重，经久不愈，或头部有外伤史，舌紫或有瘀斑、瘀点等	疏肝解郁，活血祛瘀，通络止痛

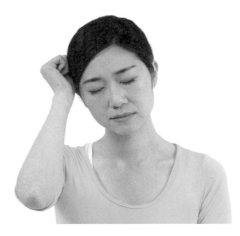

头痛确实难忍！

天麻入膳食，平肝阳不头痛

天麻具有显著的息风平肝之功，可以有效地治疗头痛、眩晕、头胀、偏头痛、眼目昏花、起坐不能等不适，甚至可以积极地治疗痰多、胸闷等病症。临床上常与钩藤、石决明等药配伍，辅助治疗肝阳上亢引起的眩晕；与半夏、白术、茯苓等搭配入药，则可辅助治疗风痰引起的眩晕之症。

别名：定风草、川天麻、冬天麻等

性味归经：性平，味甘，归肝经

适用人群：邪热内陷、肝肾双亏、肝阳暴亢、头痛目眩、络脉瘀阻者

禁忌人群：气虚、血虚、阴虚液少者

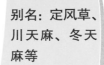

美食1

天麻杜仲饮

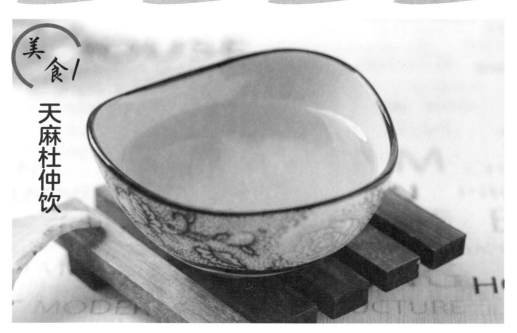

◆配方：天麻 20 克，杜仲、牛膝各 10 克。

◆做法：将以上 3 味药一起放入砂锅中，加入适量清水，大火煮沸后转小火煎煮 20 分钟，去渣取汁即可。

◆用法：每日 1 剂，代茶饮。

◆功效：平肝息风，清热活血。对肝阳偏亢所致的头痛有效。

美食2 天麻粥

◆ **配方：** 天麻3克，大米100克，白糖适量。

◆ **做法：** 将天麻洗净，晾干后研磨成细粉末；大米淘洗干净，放入锅中，加入适量清水，大火煮沸后改用小火煮粥，待粥将熟时加入天麻粉、白糖，搅匀后煮沸即可。

◆ **用法：** 温服，每日1次。

◆ **功效：** 平肝潜阳，息风止痛。

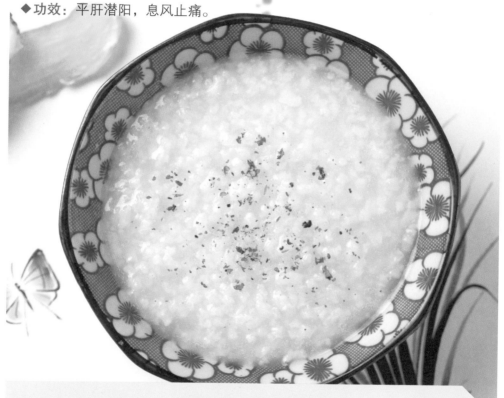

调阴阳止头痛饮食清单

1. 多吃富含铁的食物，比如牛肉、猪肉等，养血养阴。

2. 多吃富含钙质的食物，比如各种豆类及豆制品等，有一定抑制脑神经异常兴奋的作用。

3. 多吃平肝潜阳的食物或中药材，比如天麻、白菊花、金银花等。

按摩止痛穴，清降肝火

通过按摩头部诸多穴位，可疏经活络，从而使头痛症状减轻或消失。其中，百会穴是百脉之会、百病所主，对头痛症状颇有疗效；风池穴是改善头部疾病的大穴；太阳穴有利于消除脑部充血带来的头痛症状；头维穴有利于消除疲劳引起的头痛不适。另外，手部的合谷穴也是止痛大穴，对头部疼痛也有辅助疗效。足部的太冲穴也可对头痛起到一定的舒缓作用。

1. 用按摩棒垂直点按百会穴，用力稍重些，至局部感觉酸胀为宜。（图1）

2. 用双手拇指指腹按揉风池穴，力度稍重，先顺时针再逆时针反复按揉，至局部产生温热感为宜。（图2）

3. 用两手拇指指腹分别着力于两侧的太阳穴，轻而和缓地揉动，力度适中，至局部产生酸胀感为宜。（图3）

4. 食指与中指并拢，用力按揉两侧的头维穴，先顺时针再逆时针按揉，至局部产生温热或酸胀感为宜。（图4）

5. 一手拇指指腹重力按揉另一手的合谷穴，可顺时针按揉，也可逆时针按揉，至局部产生酸胀感为宜。（图5）

6. 用拇指指腹揉捻太冲穴，力度适中，至局部产生酸胀感为宜，左右脚交替揉捻。（图6）

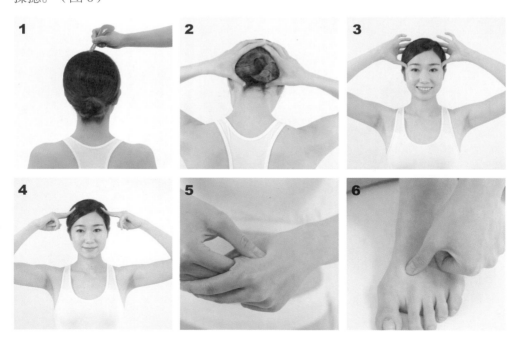

1.百会穴：在头部，前发际正中直上5寸。取穴时，正坐，两手拇指分别按住两耳尖处，两食指直上在头顶相连处取穴。（图1）

2.风池穴：位于人体后颈部，在胸锁乳突肌与斜方肌上端之间凹陷处。取穴时，双手掌心贴住耳朵，十指自然张开抱头，拇指往上推，在脖子与发际的交接线各有一凹处即是。（图2）

3.太阳穴：位于头部侧面，眉梢和外眼角中间向后1横指凹陷处。（图3）

4.头维穴：在头部，额角发际上0.5寸，头正中线旁开4.5寸。取穴时，食指、中指并拢，中指指腹位于头侧部发际点处，食指指腹处即是。（图4）

5.合谷穴：位于手背面第1掌骨和第2掌骨之间。取穴时，拇指、食指张开，以其中一只手的大拇指指骨关节横纹，放在另一只手的虎口上，当拇指尖下即为该穴。（图5）

6.太冲穴：位于足背，第1、2跖骨结合部之前凹陷中。取穴时，用手指沿第1和第2脚趾之间的缝隙向上移动，以感觉到动脉跳动处即是。（图6）

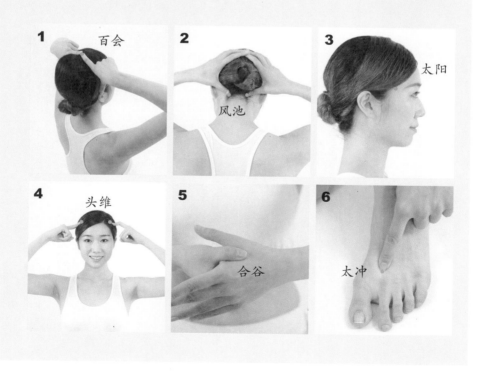

1 百会
2 风池
3 太阳
4 头维
5 合谷
6 太冲

眩晕耳鸣

　　阎女士，45岁，最近经常感觉头晕，有时闭上眼歇一会儿就会好一些，有时严重了就像坐车或坐船一般旋转不定，几乎无法站立，时常会恶心、呕吐、出汗多，面色极其苍白。眩晕的同时还常常耳鸣，到医院进行了仔细的检查，未发现耳朵有器质性疾病，只是让她多休息休息，少吃上火的食物，结果还是不见明显好转，反而开始有点心慌、腰腿酸软等。

　　《黄帝内经·素问》中说："诸风掉眩，皆属于肝。"其意是说，各种肢体动摇不定和头目眩晕等具有风类特点的疾病，都属于肝脏之病。这是因为，肝为藏血之脏，开窍于目，肝经达巅顶，连目系，在五行中又是风木之脏，风胜则动。因此，中医认为，导致眩晕耳鸣的根本原因就是肝脏阴阳失调，无论是阳亢还是阴虚，均会引起风、火、痰、瘀上扰，从而导致眩晕耳鸣。

证型	病机	主要症状	治疗方法
肝阳上亢	由于肝肾阴亏，阴不制阳，肝阳亢扰于上所致	眩晕耳鸣，头痛且胀，遇劳累、恼怒加重，肢麻震颤，失眠多梦，急躁易怒等	平肝潜阳，滋养肝肾
肝火上炎	情志不畅，气郁化火，肝火内炽，循经上炎所致	头晕且痛，其势较剧，目赤口苦，胸胁胀痛，烦躁易怒，寐少多梦，小便黄，大便干结，舌红苔黄等	清肝泻火，清利湿热
肝风内动	肝阳上亢，化风动火，风火相煽，扰乱清窍所致	眩晕、面赤、头胀痛、耳鸣、肢体麻木、手足震颤、筋肉跳动、关节拘急、急躁易怒等	镇肝息风，清热泻火
肝肾阴虚	由于肝肾阴虚，肾精不足，致脑髓空虚，清窍失养所致	眩晕久发不已，用心思考或心烦则加剧，视力减退，两目干涩，少寐健忘，心烦口干，五心烦热，耳鸣，神疲乏力，膝软遗精等	滋养肝肾，养阴填精

决明子入膳食，泻肝火不眩晕

　　决明子可清泻肝火、平抑肝阳，对肝阳上亢引起的眩晕、耳鸣、烦躁不安、易怒等症均有显著疗效。

别名：羊角、草决明、马蹄决明、千里光、野青豆、假绿豆、羊尾豆

性味归经：性微寒，味苦、甘、咸，归肝、大肠经

适用人群：肝阳上亢者、肥胖者、肠燥津亏者

禁忌人群：气虚便溏者

美食 决明子菊花粥

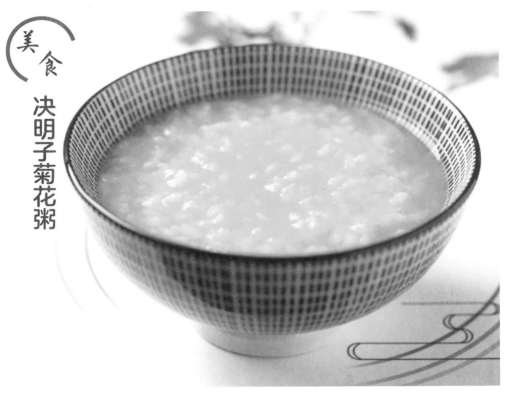

◆配方：决明子 15 克，菊花 10 克，大米 100 克，白糖适量。

◆做法：将决明子、菊花、大米分别洗净；将决明子炒香，再加入清水，煎煮 30 分钟，再加入菊花继续煎煮 5 分钟，去渣取汁。另取锅，倒入大米、水，煮至米烂粥稠，加入药汁，调入白糖拌匀即可。

◆用法：温服，每日 1 次。

◆功效：本品具有清热、平肝、明目之功，适用于目赤肿痛、头痛头胀、视物模糊等症。

金刚坐闭气

金刚坐本身属于瑜伽姿势，有利于促进气血循行，加上闭气，则有利于集中神志，稳定情绪，改善肝火旺导致的头晕、目眩、耳鸣等不适，并积极地促进腰腿部的力量提升。

【动作方法】

1. 双膝跪地，双脚趾回勾，坐于脚后跟上，保持背部挺直，双肩打开，轻轻地闭上双眼。（图1）

2. 嘴巴闭紧，鼻子用力吸气，保持闭气不呼出。尽自己的可能长时间闭气。反复进行。（图2）

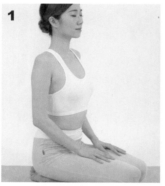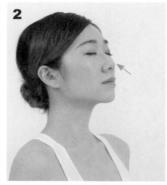

【注意事项】吸气时不要耸肩，呼气时不要含胸。脊柱向上延伸。若是臀部难以落下，可在臀部下方垫一块瑜伽砖。脚部不舒适，可以跪立起身稍做放松。

按摩肝肾大补穴，肝阳降下来

日常生活中按摩保健，可预防和改善眩晕症状，尤其是三阴交穴、肝俞穴、肾俞穴、命门穴、曲池穴等，保养肝肾的同时，更有利于速降肝火及肝阳，补充肾虚，积极地缓解头晕目眩、耳鸣、腰膝酸软等不适。

1. 用拇指指端按揉三阴交穴，按摩1~2分钟即可。（图3）

2. 用按摩棒点按被按摩者的肝俞穴，力度不宜过大，至穴位处感觉微酸即可，左右穴交替按摩。（图4）

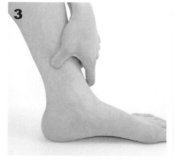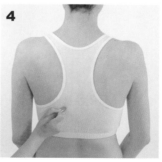

3. 双手叉腰，以拇指指端按压肾俞穴2分钟，力度不宜过大。（图5）

4. 双手快速搓擦至热，再将手掌紧贴于腰部的命门穴，并左右来回不停地搓

擦腰部两侧，至局部发热为宜。（图6）

5.用按摩棒按压曲池穴，力度要适中，至穴位处感觉酸胀为宜，左右手交替进行。（图7）

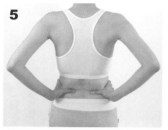
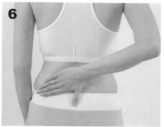
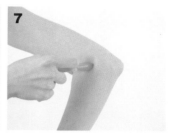

1.三阴交穴：位于内踝尖上3寸，胫骨内侧面后缘。取穴时，正坐，屈膝，从内踝尖向上量取4横指，食指上缘与小腿中线的交点处即是。（图8）

2.肝俞穴：位于人体的背部脊椎旁，第9胸椎棘突下，左右2指宽处。取穴时，先找到第7胸椎，两肩胛骨连线中点，向下数2个棘突，旁开2横指处即是。（图9）

3.肾俞穴：位于第2腰椎棘突下，旁开1.5寸。取穴时，在腰部，在和肚脐同一水平线的脊椎左右两边2指宽处。（图10）

4.命门穴：在腰部的后正中线上，第2腰椎棘突下的凹陷处。命门穴其实就是在系裤腰带的地方，和肚脐眼是对应的。（图11）

5.曲池穴：位于肘横纹外侧端，屈肘，在尺泽与肱骨外上髁的连线中点。（图12）

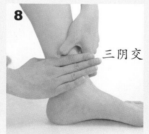

三阴交

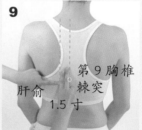

肝俞　第9胸椎棘突
1.5寸

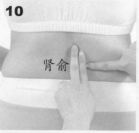

肾俞

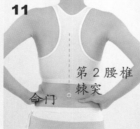

第2腰椎棘突
命门

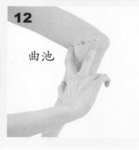

曲池

双目干涩

小张是个程序员，平时工作离不开电脑，几乎天天对着电脑办公。公司一有了新项目，还得经常熬夜加班。最近，小张总是感觉两眼干涩，还有点痒，也有点疼，总想用手搓揉，滴眼药水，效果也一般。

《黄帝内经》中说："肝开窍于目。"一方面，肝经经脉与目系相连，肝的精气通过经络传递给双眼，眼睛就能够看清东西，分辨颜色。另一方面，"肝受血而能视"，即眼睛视力的强弱，依赖于肝血的濡养。正常情况下，肝气调和，肝血充足，眼睛就能得到充足的气血濡养，使人目光有神，视物清楚明亮。如果肝脏功能出现异常，就会引起眼睛的异常变化。

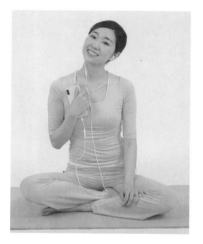

可以说，眼睛是反映肝病的窗口，案例中的小张眼睛干涩，就是由肝血虚、肝阴不足导致的。肝主藏血，肝阴虚使肝失于濡润，虚热内扰而导致眼睛干涩，视力减退，同时还会伴有头晕眼花，或胁肋隐隐灼痛、口燥咽干、午后潮热、五心烦热、盗汗等阴虚症状。

放松心情有利于保护肝脏，眼睛也会更舒服哦！

菊花入膳食，清肝又明目

菊花具有清热、平肝、滋阴、明目等功效。首先，对肝阳上亢所致的头晕目眩、心烦胸闷等症有一定疗效；其次，对肝火旺盛所致的双目干涩，甚至刺痛、视物模糊、迎风流泪、畏光怕明等症也有显著疗效。

别名：杭菊、甘菊花、怀菊、药菊、川菊、滁菊、亳菊、贡菊

性味归经：性微寒，味甘、苦，归肺、肝经

适用人群：阴虚阳亢者以及外感风寒者、风热上攻者

禁忌人群：气虚胃寒者、食少泄泻者

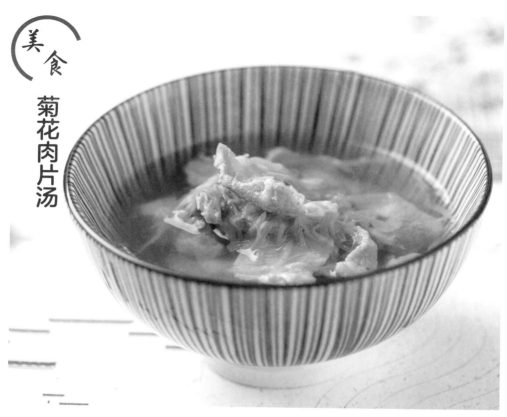

美食

菊花肉片汤

◆ **配方**：菊花50克，猪瘦肉250克，鸡蛋1个，骨头汤、盐、白糖、料酒、水淀粉、植物油各适量。

◆ **做法**：将菊花撕成花瓣，猪瘦肉切片；热油锅，倒入肉片煸炒，倒入骨头汤，加入菊花，稍微翻煮，再加入调料拌匀即可。

◆ **用法**：佐餐食用，隔3日1次。

◆ **功效**：本品具有滋阴养血、平肝明目之功，有利于改善双目干涩、头晕目眩、心烦口渴、目赤肿痛、视物不清等症状。

调阴阳缓解双目不适饮食清单

1.多吃补肝养血、滋阴清肝之物，比如苋菜、鸭血、桑椹、菊花、菠菜等，改善双目不适。

2.多吃富含维生素A的食物，如胡萝卜等，补充必要营养。

3.适当补充油脂，比如植物油、坚果等，促进人体对维生素A的吸收，避免夜盲症。

勤练观鼻功，缓解视疲劳

此功法可随时随地进行，有利于消除视疲劳，使眼睛增明，改善视力，但必须持之以恒。随着时间增长，每次做完鼻尖会有一点酸麻感，但还是要坚持哦。

【运动方法】

1.端坐，全身放松，心气平和，思想集中。（图1）

2.两手食指轻搭在鼻尖上，拇指轻轻扣住下巴，其余3指自然合拢，微微闭目凝神。（图2）

3.然后远望20米外的一个小目标，尽力看至清楚为止，接着目光收回观鼻尖。（图3）

【注意事项】如此来回3~5回为1次，休息1分钟，再如上法进行，共3次。同时配合深长呼吸，但不要过于强迫。观指尖时不要太久，否则容易产生眼胀现象。开始时，可能观看手指模糊不清，练久后自能逐渐看清，眼睛也没那么干涩难受。

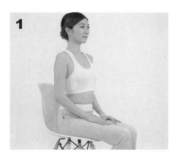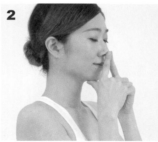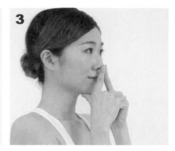

按摩眼周，明目又缓解视疲劳

双目干涩主要因眼泪分泌少或质量差所致，严重时会引起角膜上皮受损。通过对眼部诸多穴位的按摩，可起到一定的缓解作用。如睛明穴可明目退翳、祛风清热，主治眼疾；四白穴则可通经络、明双目，从而有效地改善各种眼疾，对干眼症尤其适用；承泣穴则可清热明目、疏风止痛，有利于改善干眼症；常按养老穴同样可以清热明目，有利于改善视力模糊。

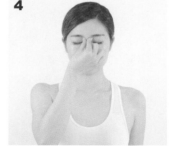

1.一手拇指与食指相对用力，掐捏鼻部两侧的睛明穴，至穴位处感觉酸胀为宜。（图4）

2.双手食指指端分别按揉脸颊两侧的四白穴，用

力适中，至局部产生酸胀感为宜。（图5）

3.用食指指腹按揉眼睛下方的承泣穴，用力适中，至局部感觉温热为宜。（图6）

4.一手拇指指腹按揉另一手上的养老穴，用力适中，至穴位处感觉胀痛为宜，左右手交替按揉。（图7）

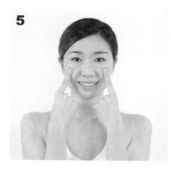
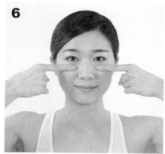
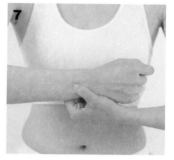

1.睛明穴：在面部，内眼角稍上方的凹陷中，也就是在鼻梁两侧距内眼角0.1寸的地方。（图8）

2.四白穴：在面部，瞳孔直下，眶下孔处。取穴时，食指、中指伸直并拢，中指贴于两侧鼻翼，食指指尖所按处有一凹陷处即是。（图9）

3.承泣穴：在面部，眼球与眶下缘之间，瞳孔直下。取穴时，食指、中指伸直并拢，中指贴于鼻侧，食指指尖位于下眼眶边缘处即是。（图10）

4.养老穴：在前臂背面尺侧，尺骨小头近端桡侧凹陷中。取穴时，掌心朝下，另一手指置于尺骨小头的最高点，掌心转向胸部，手指滑入的骨缝位置即是。（图11）

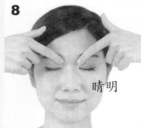

睛明

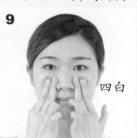

四白

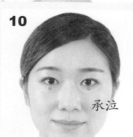

承泣

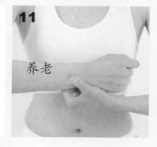

养老

乳房，两胁胀痛

周女士，半年前就发现双乳有肿块，而且每次来月经前乳房都会胀痛，肿块也会增大，但经期一结束肿块就缩小，胀痛感也消失了，所以根本没有引起她的注意。之后，因为升职，工作强度增大，工作压力变大，每天的神经都紧绷着，精神越来越紧张，心情也变得越来越糟糕，经常发无名火。这几天乳房胀痛又发作了，而且痛觉剧烈，肿块也变大了，按压疼痛感更强烈，两胁都跟着胀痛。

乳房相关的病症不容易被人察觉，加上不少女性对它并非真的了解，这让女性乳房健康堪忧。乳房胀痛、肿块，都可能是乳房疾病的警示灯，比如乳腺增生，它的主要临床特征就是乳房出现肿块、乳房疼痛，经常是在月经前加重，行经后减轻。

中医认为，肝主疏泄。而肝的疏泄功能与情志有着极大的关联。情志舒畅，肝的疏泄功能才能正常，气机也会顺畅；若情志不舒，情绪抑郁，则会导致肝疏泄失调，影响气机流通，最初会引起乳房疼痛、两胁胀痛甚至胸闷气短等，时间久了，肝火偏亢，痰郁互结，乳房内会出现肿块，演变成乳腺增生。所以，性情急躁、易怒或情绪紧张、压力大的女性更容易患乳腺疾病。

而人身体两侧的胸胁都是肝经的循行路线，肝经是属于肝脏的经络，与胆相连，向上通过横膈，分布于胁肋部，然后再向上循行。也就是说，一旦发生肝气郁结、瘀血停滞、肝阴不足、湿热蕴结等病症，就会导致肝经脉络失养，或经脉阻滞，由此引发胁痛。

金橘叶泡茶，理气散结护乳房

金橘叶，带有香气，是舒肝解郁、理气散结的佳品，可泡茶、煲汤食用，对改善因肝气郁滞所致的乳房胀痛、胁肋胀痛、乳腺炎、淋巴结结核等症都有很好的效果。

别名：橘叶、金桔叶、桔叶

性味归经：味辛、苦，性平，归肝经

适用人群：肝气不舒、乳房结节、胁肋胀痛、乳腺炎等患者

禁忌人群：无气滞者，脾胃虚寒泄泻者

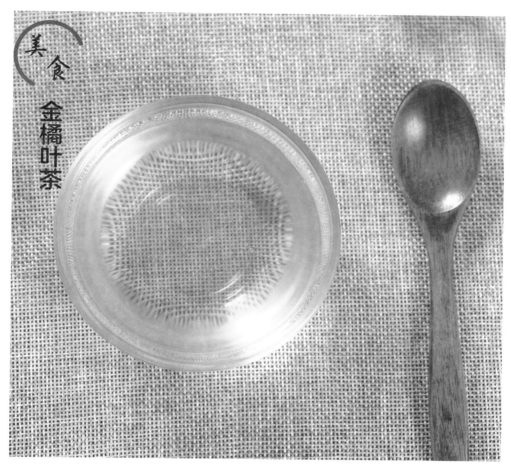

美食 金橘叶茶

◆配方：金橘叶（干品）30 克。

◆做法：将金橘叶切碎，放入砂锅中，加水浸泡15分钟，然后用小火煎煮20分钟，去渣取汁即可。

◆用法：每日 1 次，代茶饮。

◆功效：疏肝理气，解郁散结。适用于肝郁气滞型乳腺增生、胁肋胀痛患者。

调阴阳疏肝散结饮食清单

1.多吃对乳腺有利的食物，如海带、鱼类、豆制品、酸奶、红薯、新鲜蔬菜和水果等。

2.多服用具有疏肝理气功效的食药材，如玫瑰花、山楂、金橘叶、佛手等。

3.忌食肥甘厚味、辛辣刺激食物，戒烟酒。

单腿背部伸展式瑜伽，乳房与胁肋都不痛

单腿背部伸展式是瑜伽体式之一，它有助于提高肾脏功能，有益于下半身机体组织，促进肝脾的功能，从而积极地改善乳房及胁肋不适。

【运动方法】

1.端坐，上身挺直，双腿前伸，双手平放在臀部两侧的地面上。弯曲左膝，使左脚跟贴近会阴部，脚心贴在右大腿内侧，保持左膝贴地。（图1）

2.吸气，将双手由体侧向上高举过头顶。（图2）

3.吸气，双手拉住伸直的右腿，收紧腹部，仰头，眼睛向斜上方看。（图3）

4.吐气，上身前屈，双手向外稍用力以帮助躯干放低，最终将额头贴在右侧膝盖上，调整呼吸。这个动作难度稍大，做不到时可手握小腿处。（图4）

5.还原后，换腿再做。（图5）

【注意事项】初学者不要急于让身体靠近下侧腿部，做到最大限度，保持正常呼吸，持续练习后身体便会越来越柔韧。

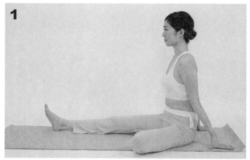

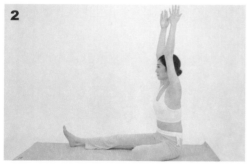

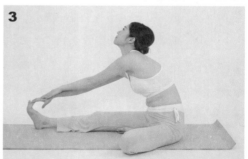

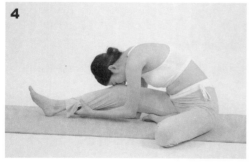

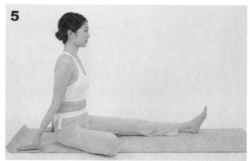

Part 4

食物分阴阳，吃得好不如吃得对

阴阳失衡若是在可控范围内，则意味着我们可以通过『补不足』『泻有余』来调节，其中最好的方法就是利用食物调节。人体体质有阴阳之分，食物也有阴阳属性之别。阴性食物可以滋养我们的身体，阳性食物能为人体带来能量。身体若是阴盛阳衰，便要多吃些阳性食物；反之，身体若是阴衰阳盛，则需要多吃些偏阴性的食物。

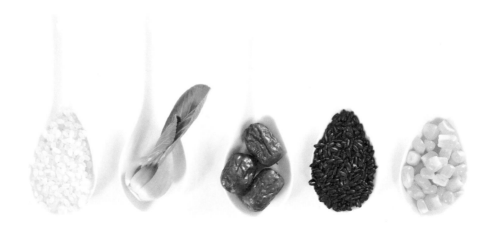

了解食物的
阴阳属性

养生的本质是调整身体的阴阳平衡，因为阴阳平衡是生命活力的根本，意味着人体健康，而阴阳失衡则意味着人要生病了。阴阳失衡若是在可控范围内，食物调养便可令阴阳恢复到平衡状态。食物调养阴阳，当然需要根据食物的阴阳属性对症入膳食。那么问题来了，我们应该如何区分食物的阴阳属性呢？

▶ 按味道区分

酸、苦、甘、辛、咸，食物的味道就是这般丰富多彩，那么哪些味道属于阴性？哪些味道又属于阳性呢？通常情况下，味辛、香、麻、辣、甜类食物，皆属于阳性食物，比如常见的生姜、大料、韭菜、大蒜、辣椒等。味道偏咸、酸、苦类食物，都属于阴性食物，比如常见的海带、深海鱼、苦瓜等。

▶ 按食物的生长环境区分

食物的生长环境对食物的阴阳属性也有影响，这是因为食物在某个环境中长大，多少都会对这类食物产生一定的影响，久而久之也就造就了它的阴阳属性。一般来说，生长在温暖或者干燥环境下的食物，大多都偏阳性；但生长在寒冷、阴面或者水中等环境的食物，大多偏阴性。举个例子，生长在水中的莲子、芡实等，属性偏阴。当然，生长在水中的食物也有阴阳之分。水偏凉，大多数水中的植物都偏阴性，但那些在水中不停动来动去的食物，比如虾，需要足够的热量才能保证能在冰凉的水里运动，便成了大热至阳之物。

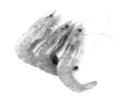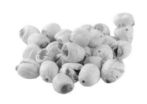

▶ 按食物的颜色区分

大多数情况下，绿色植物，接近地面生长，能够吸收地面的湿气，故而偏阴性居多，比如餐桌上常见的菠菜、苋菜、油菜，大多就属阴。当然，不是所有与地面接近的食物都属阴。比如辣椒、胡椒，与地面倒是接近，但颜色过于鲜亮，吸收的更多是阳光，故而偏阳性。

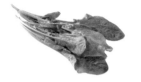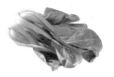

► 按食物的寒热属性区分

寒性食物，大多偏阴性。就拿水果来说吧，梨，性偏寒凉，有利于滋阴润燥；若是热性的食物，比如荔枝，性热，偏阳，吃多了容易上火。

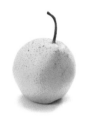

► 按静与动来区分

《黄帝内经》认为，阴静阳燥。简言之，属阴的食物都是"静若处子"，属于阳的食物大多都是"动若脱兔"。显而易见地，但凡动的，都是阳性。动得越厉害，提振阳气的效果更明显。比如飞禽类的麻雀，它不停地飞来飞去，处于动态中，提振阳气的效果一流。相反地，相对文静的动物，比如乌龟，便是滋阴的小能手。

当然，辨别食物阴阳的方法并不能做到百分之百准确地得出结论，我们要做的仍然是具体问题具体分析，甚至可以根据人的性别、年龄以及季节等角度来具体分析，争取达到食物疗养的最佳效果。

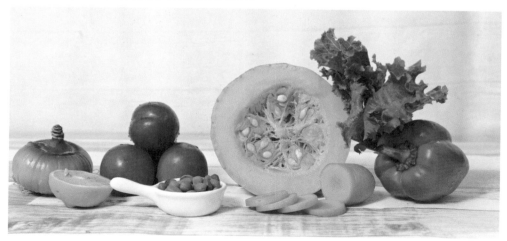

桂圆百合粥，温补心脾

桂圆百合粥

材料：桂圆、百合各 15 克，红枣 3 枚，大米 50 克。

做法：1. 百合、红枣洗净；桂圆去壳后去核；大米淘洗干净。

2. 将所有材料放入砂锅中，加清水熬煮，至米烂粥稠即可。

用法：温服，每日 1 次。

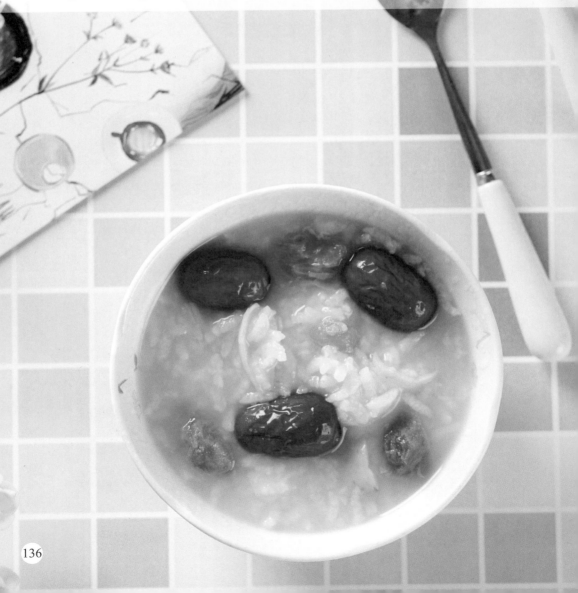

桂圆，古代就是贡品，专供皇帝享用，现如今已经成了大众保健养生品。桂圆的滋补保健功效强大，不仅能补脾阳，增强脾胃的生理功能，对脾阳不足所致的面色苍白或萎黄，乃至倦怠乏力等均有良好的改善功效；还能温补心阳，发挥安神功效，改善心慌、失眠症状。

食用桂圆最好的季节是秋冬。秋冬季节，天气越来越冷了，桂圆性温，适当食用能暖身驱寒。另外，秋冬季节，一不留神就容易感冒，桂圆能调和机体阴阳，提高机体免疫力，预防疾病的发生。

▶ 桂圆小档案

别　　名	龙眼、蜜脾、元肉、亚荔枝
性味归经	性温，味甘，归脾、心经
适用人群	气虚、血虚体质者以及心脾虚弱者
食用禁忌	内有痰火、湿盛中满者忌食，孕妇禁食
主要产地	广西、广东、福建、四川、贵州、云南及台湾等地

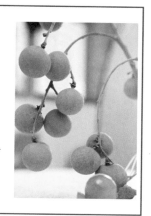

▶ 手把手教你选购和储存食材

◎选购桂圆肉：一看，颜色较浅的质优，果壳面有白点则多半已发霉；二捏，果壳坚硬则可能未成熟，柔软而有弹性者为佳；三剥，肉质厚实且柔软，呈透明或半透明状，则味道鲜美。

◎储存桂圆肉：将其放入纸箱中，然后置于干燥、阴凉、通风处；或装入保鲜袋置于冰箱冷藏。

▶ 换着花样吃

1.桂圆鸡翅：鸡翅2对，菜心50克，桂圆肉20克，姜、葱、植物油、白糖、水淀粉、高汤、酱油、盐各适量。将鸡翅洗净，用酱油、盐腌制片刻；菜心洗净，切段；姜洗净，切片；葱洗净，切成小段。热油锅，放入鸡翅炸至金黄色时捞出；

再次热油锅，爆香葱段、姜片，倒入高汤，放入鸡翅，调入盐、白糖等，将鸡翅烧至熟透；将菜心、桂圆入锅烫熟，捞出，将剩下的汤汁用水淀粉勾芡，淋在鸡翅上即可。佐餐食用，每周 2 次。本品可补心脾之阳。

2. 桂圆肉炖鸡蛋：桂圆肉 50 克，鸡蛋 1 个。将桂圆肉先入锅，加水煎煮，大约 30 分钟后打入鸡蛋，大火炖煮至熟即可。温热服用，每日早晚各 1 次。本品可滋养肝阴、补养肝血、补益心脾，适用于肝阴不足所致的失眠、睡不安稳、月经不调等症。

▶ 健康赢在细节处

去除干桂圆核的办法：

1. 用牙签把桂圆肉和桂圆核分开一个小口，然后用手撕，就会好剥一些。

2. 借助水果刀来剥桂圆也挺容易剥，一分钟就能剥 10 多个。

助力小伙伴——百合

百合能养阴清心、宁心安神，阴虚有热导致的失眠、心悸以及心肺阴虚内热等病症都非常适用。临床上常与桂圆、茯苓、莲子等搭配食用。

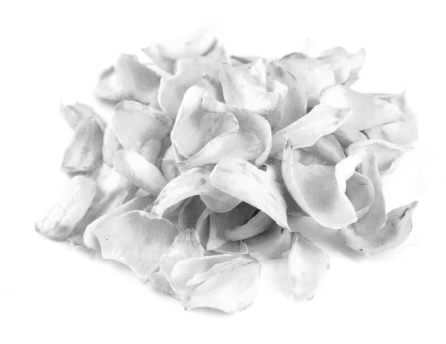

枸杞鸡肝汤，滋阴补血不含糊

枸杞鸡肝汤

材料：鸡肝2个，枸杞子10克，姜3片，黄酒少许，盐适量。

做法：1. 清洗鸡肝，切成片。

2. 冲洗枸杞子与姜片，姜片改刀成小片。

3. 将鸡肝片与枸杞子一起倒入砂锅内，倒入适量清水。

4. 加入姜片，倒入黄酒。

5. 大火煮开后改用小火慢炖2小时左右，调入盐拌匀即可。

用法：佐餐食用，隔日1次。

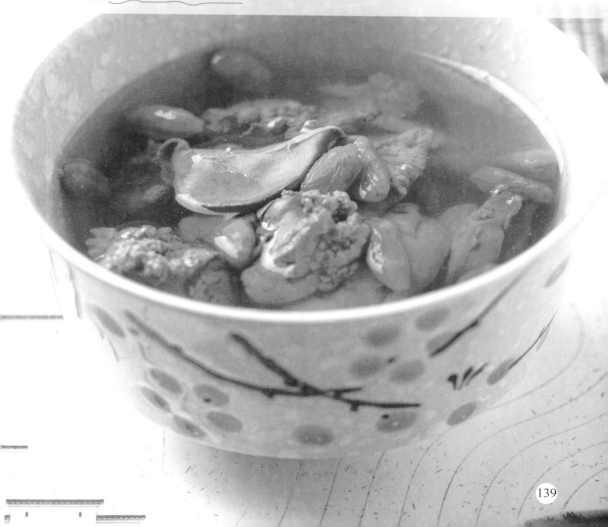

据以脏补脏的中医说法，鸡肝与人体肝脏均属于"血肉有情之品"，可以安藏血之脏。在人体脏腑中，肝藏血，且肝阴、肝血常不足，因此肝脏当养阴养血，而鸡肝就是补益人体肝脏的佳品。

▶ 鸡肝小档案

性味归经	性微温，味甘，归肝、肾经
适用人群	贫血者、常在电脑前工作的人
食用禁忌	高胆固醇血症、肝病、高血压和冠心病患者应少食
主要产地	全国各地均有

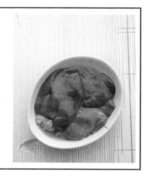

▶ 手把手教你处理食材

处理鸡肝，除烫开水将血水洗干净之外，还要学会如何将鸡肝外面的筋膜去掉。这里教给大家一个小方法，就是先将鸡肝放入加有白醋的水中浸泡，再蒸鸡肝，蒸好后就可以将外面的那层筋膜撕掉了。

▶ 换着花样吃

1.菟丝子鸡肝粥：菟丝子末 10 克，鸡肝 1 个，粟米 100 克，盐适量。将鸡肝洗净，切丁；菟丝子末用纱布包裹，放入砂锅中，加适量清水煎煮 1 小时；将药汁与粟米一起放入锅中，加水熬煮，煮沸后下入鸡肝丁，待粥将熟时调入盐即可。空腹温服，每日 1 次。本品具有养肝固肾、养血壮阳之功。

2.枸杞鸡肝粥：银耳（用水泡发后）20 克、枸杞子 10 克、鸡肝 100 克、茉莉花（干品）25 克、调味品适量。将银耳洗净后撕成小朵，用清水浸泡；在锅中加入适量的清水，放入银耳、鸡肝、枸杞子，煮沸，再加入料酒、姜汁、食盐和味精等调味品，待鸡肝煮熟后，撒入茉莉花即可。可在每日晚餐时服用，有利于补肝阳与肾阳。

▶ 健康赢在细节处

动物肝脏与人体肝脏同样都是排毒的场所，肝脏之中必然会积累一定的毒素。所以日常生活中，吃动物肝脏时一定要注意一些细节，以免食之不洁而对人体有害。

1.烹饪之前一定要将动物肝脏放在自来水里反复冲洗，大约10分钟后再倒入清水里浸泡约30分钟。

2.炒动物肝脏时一定要炒熟，以肝完全变成灰色或褐色为宜，而且要一点也看不到血丝。

3.肝脏的胆固醇含量颇高，所以脂肪肝及高脂血症患者忌食。

4.如果你感觉鸡肝异味特别大，不妨将其放在牛奶中浸泡数分钟，异味立刻被清除，烹制后的味道也会更加鲜美。

助力小伙伴——当归

当归味甘、辛，性温，归肝、心、脾经，既能补血，又能行血，补中有动，行中有补，既是血中之圣药，又是血中之气药，对改善血虚萎黄、眩晕心悸、月经不调、经闭、痛经、虚寒腹痛等症效果显著。

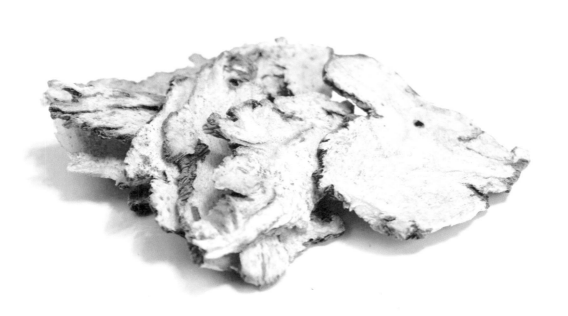

苁蓉益智羊肉粥，补肾助阳效果好

苁蓉益智羊肉粥

材料：肉苁蓉、益智仁各9克，羊肉60克，大米50克，生姜、葱白、盐各适量。

做法：1. 羊肉洗净，切丁。

2. 生姜、葱白洗净，切细。

3. 大米淘洗干净。

4. 将肉苁蓉、益智仁一起放入锅中，加水煎煮20分钟，去渣取汁，备用。

5. 将大米、羊肉一起放入药汁中煮粥。

6. 将熟时，放入葱白、生姜、盐，继续煮至羊肉熟即可。

用法：适合冬季服食，每日1次。

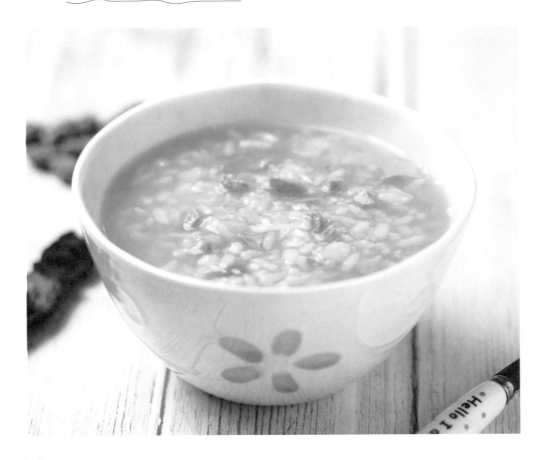

羊肉自古就是食疗佳品，《随息居饮食谱》早有记载："肥大而软，易熟不膻者良，秋冬尤美。"可见，羊肉对人体的作用极大，且最适宜在秋冬时节进补。

冬天，气温普遍偏低，人体的阳气都藏于体内，四肢比较容易冰凉，气血循行也会不畅，此时特别需要进补一些性温的食物来增加阳气、抵御寒湿。羊肉味甘而不腻，性温而不燥，具有补肾壮阳、暖中祛寒的功效，冬天吃羊肉，既能抵御风寒，又可滋生肾阳，强壮身体。因此羊肉一直被人们奉为冬令补品。

▶ 羊肉小档案

性味归经	味甘，性温，归脾、肾、心经
适用人群	体虚胃寒者
食用禁忌	发热、牙痛、口舌生疮、咳吐黄痰等上火症状者不宜食用；肝病、高血压、急性肠炎或其他感染性疾病及发热期间不宜食用；外感病邪，素体有热者慎用
主要产地	山东单县、苏州藏书、四川简阳、内蒙古海拉尔

▶ 手把手教你处理食材

如何快速去除羊肉的膻味：

1.萝卜去膻法：将白萝卜戳上几个洞，放入冷水中和羊肉同煮，煮沸后将羊肉捞出，再单独烹调，即可去除膻味。

2.米醋去膻法：将羊肉切块放入水中，加点米醋，待煮沸后捞出羊肉，再继续烹调，也可去除羊肉膻味。

米醋

3.绿豆去膻法：煮羊肉时，若放入少许绿豆，亦可去除或减轻羊肉膻味。

4.咖喱去膻法：烧羊肉时，加入适量咖喱粉，一般以1000克羊肉放半包咖喱粉为宜，煮熟煮透后即为没有膻味的咖喱羊肉。

5. 橘皮去膻法：炖羊肉时，在锅里放入几个干橘皮，煮沸一段时间后捞出弃之，再放入几个干橘皮继续烹煮，也可去除羊肉膻味。

6. 山楂去膻法：用山楂与羊肉同煮，去除羊肉膻味的效果甚佳。

山楂

▶ 换着花样吃

1. 胡萝卜炖羊肉：胡萝卜500克，羊肉1000克，生姜、甘草、盐、葱花、料酒各适量。将胡萝卜洗净后切块；羊肉洗净，入沸水中烫一下，捞出，切块；生姜洗净后拍烂。锅内倒入适量清水，放入羊肉块、生姜，大火煮开后倒入料酒，放入甘草，再煮10分钟左右放入胡萝卜块，煮开后改用小火煮至熟，调入盐，撒上葱花即可。此方善于补血壮阳，是肾阳虚者的食疗方。

2. 当归生姜羊肉汤：当归30克，生姜60克，羊肉500克，盐适量。将当归、生姜洗净，切片；羊肉剔去筋膜，置沸水锅内稍烫，捞出晾凉，横切成长短适度的条块；然后将羊肉条块及生姜、当归放入洗净的砂锅内，加入清水适量，用大火煮沸，除去浮沫，改用小火炖至羊肉熟烂，加盐调味。饮汤并食羊肉，可补血调经、散寒止痛。

3. 羊肉苁蓉粥：肉苁蓉10克，羊肉、大米各100克，姜末、葱白末各适量，盐少许。大米淘洗干净，羊肉洗净后切小块；将肉苁蓉洗净后切丝，入锅中加水煎煮，去渣留汁，放入羊肉块、大米一起煮粥，待粥将成时加入盐、葱白末、姜末调匀即可。此方可补肾阳、益精血，善治肾阳虚型的腰膝酸冷。

4. 淫羊藿松茸炖羊肉：淫羊藿40克，松茸50克，羊肉300克，葱、姜、植物油各适量，盐少许。将淫羊藿洗净、蒸至软；松茸洗净；羊肉洗净后切块，入沸水中余烫，去除血水；葱切段、姜切片。锅内热油，爆香葱、姜，放入羊肉、松茸、淫羊藿翻炒，调入盐，加入适量清水，炖煮至羊肉软烂即可。佐餐食用，隔日1次。本品具有补肾壮阳、补虚温中之功效，适用于肾阳虚衰者、大病初愈体虚者，可有效改善腰膝酸软、遗精、遗尿、阳痿、性功能减退等症状。

▶ 健康赢在细节处

在羊肉的表面涂一层芥末，然后放入冰箱冷冻。待第二天洗去芥末后入锅炖煮。这样不仅可使炖煮时间缩短，还可使羊肉更加鲜嫩可口。

黄芪黄鳝汤，补肾益气强身体

黄芪黄鳝汤

材料：黄鳝 1 条，黄芪 20 克，红枣 3 颗，山药 1 段，陈皮、姜各适量，盐少许。

做法：1. 黄鳝宰杀，处理干净。

2. 红枣洗净，去核。

3. 山药去皮，洗净，切块。

4. 陈皮洗净。

5. 将处理好的材料放入砂锅内，加入适量清水，大火烧开后改用小火炖煮。

6. 大约 1 小时后，加入少许盐调味即可。

用法：佐餐食用，每 3 日 1 次，温服，喝汤吃鳝鱼肉。

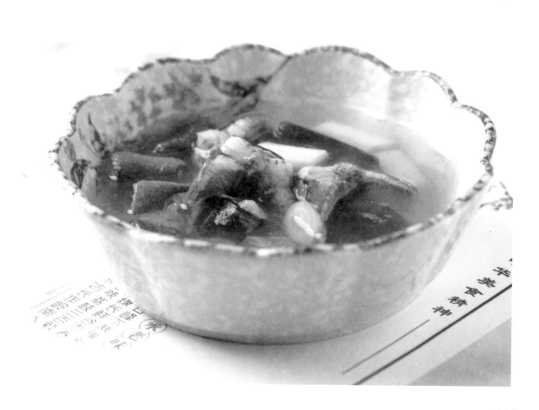

黄芪黄鳝汤是一款很适合补血养肝、壮阳补益的汤品。中医认为，黄鳝性温，有利于温补身体；黄鳝归肝、脾、肾经，所以能温脾肾、养肝，这对补益肾阳有好处；能补中益气，养气血，有益于全身的气机通畅充盈，促进身体强壮，使身体不虚靡、肾不易虚；能强筋骨，辅助治疗虚劳、疳积、阳痿、腰膝酸软等症。总而言之，黄鳝确实是补肾壮阳的绝好美食。需要补肾阳的人，可以经常食用黄鳝，煎烤蒸炸样样行。

▶ 黄鳝小档案

别 名	鳝鱼
性味归经	性温，味甘，归肝、脾、肾经
适用人群	身体虚弱、病后、产后、腹泻等脾肾、气血不足者
食用禁忌	瘙痒性皮肤病、红斑狼疮、高血压、脑卒中后遗症、甲状腺功能亢进症、活动性肺结核、支气管扩张、感冒发热、急性鼻炎、急性支气管炎、急性扁桃体炎等病症的患者，当疾病尚未得到有效控制或人体仍处于轻度炎症状态时，均不宜食用
主要产地	珠江流域和长江流域

▶ 手把手教你处理食材

黄鳝表面总有很多黏液，烹调前应该怎样处理呢？

1. 用90℃的热水浇在鱼身上，然后用小茶匙刮去黏液，再用冷水冲洗一下。这种方法快速方便，但是会有损鱼皮的鲜滑口感。

2. 把粗盐均匀地撒在鱼身上，用力擦洗，再撒上适量的淀粉，把鱼身上黏液粘掉、擦去，然后用水冲洗干净。这种方法虽然比较复杂，但是能最有效地保留鱼肉的鲜味及鱼皮的滑嫩。

3. 待水变得清澈后，沥去盆里多余的水分，撒上白胡椒、料酒腌制去腥备用。

► 换着花样吃

1.生蒸鳝段：鲜活鳝鱼500克，葱段30克，姜片、红辣椒末、蒜末各10克，盐4克，料酒15克，白糖、鸡精各少许，猪油适量。将鳝鱼宰杀后分别除去内脏、脊骨及头尾，洗净，切成5厘米长的段，入沸水锅中烫一下捞出，再用姜片、葱段、盐、白糖、料酒腌渍入味，然后拣去姜葱不用。把腌渍好的鳝段摆入盘中，再撒上红辣椒末和蒜末，入蒸锅用大火蒸约10分钟取出，撒上鸡精，浇上烧热的猪油即成。佐餐食用，一周2次，有利于补肾壮阳、补虚健脾。

2.五香鳝段：鲜活鳝鱼500克，姜片10克，蒜瓣20克，花椒、大料、桂皮、丁香、盐各适量，料酒15克，白糖、酱油、鸡精、香油各少许，棒骨汤1000毫升。将鳝鱼宰杀后除去内脏及头尾，洗净，切成6厘米长的段，入沸水锅中烫一下捞出；姜片、蒜瓣、花椒、大料、桂皮、丁香用纱布包好，即成香料包。将棒骨汤倒入锅中，放入香料包，调入盐、料酒、白糖、酱油、鸡精、香油，大火烧沸后下入鳝段，改用小火将鳝段卤至入味，捞出晾凉装盘即成。佐餐食用，每周1次，有利于温阳养肾、健脾和胃。

3.山药黄芪肉苁蓉鳝鱼汤：鳝鱼1条，山药（干品）、枸杞子各40克，肉苁蓉、黄芪各15克，生姜丝、黄酒、盐各适量。将鳝鱼先用沸水烫一下，开肚取出内脏，洗净后切成段，用生姜丝、黄酒拌匀，放入炖盅中，加入山药、枸杞子、肉苁蓉、黄芪，再加入适量清水，盖上炖盅盖，放入锅中，小火隔水炖至鳝鱼肉熟烂，放入盐调味即可。每日1次，食鳝鱼肉并喝汤，可益气、补肾、填精。

► 健康赢在细节处

我们在对黄鳝进行加工处理前，一定要保证它是活的。因为死后的黄鳝体内的组氨酸成分比较容易转变为有毒物质。

助力小伙伴——黄芪

黄芪，味甘，性微温，有利于升阳、固表，又是补气生血之要药。《本草正义》认为"其皮味浓质厚，力量皆在皮中，故能直达人之肤表肌肉，固护卫阳，充实表分"。

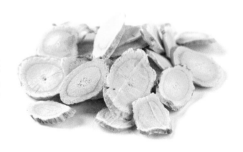

大虾炒韭黄，强肾助阳还补虚

大虾炒韭黄

材料：鲜大虾250克，嫩韭黄100克，水淀粉、料酒、酱油、醋、生姜、盐、鸡精、植物油各适量。

做法：1. 大虾去除虾线，处理干净，加入水淀粉抓拌均匀。

2. 韭黄洗净，切段。

3. 生姜洗净，切成末。

4. 热油锅，下虾肉，倒入料酒、酱油、醋、姜末，快速翻炒，炒至八成熟，装盘。

5. 另起锅，热油，倒入韭黄段，煸炒片刻，倒入虾肉，加入盐、鸡精翻炒片刻即可。

用法：佐餐食用，隔日1次。

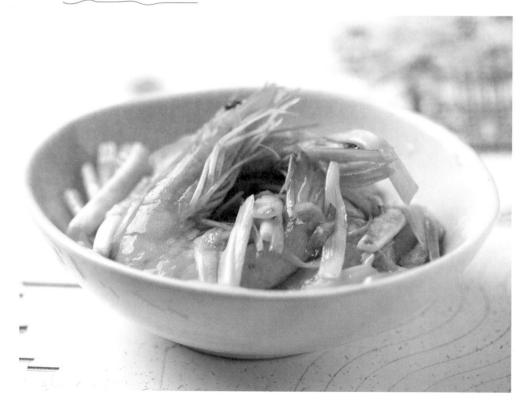

生活中，虾可分为淡水虾与海水虾。不论何种虾，都具有味道鲜美、营养丰富的特点。

中医认为：河虾味甘，性温；海虾味甘、咸，性温。二者皆有补肾壮阳之功，后者补益之功较强。

现代营养学也一致认为，虾所含的营养价值比较丰富，比如，虾肉中蛋白质的含量是鱼、蛋、奶的几倍甚至几十倍；还含有丰富的钾、碘、镁、磷等矿物质及维生素 A、氨茶碱等，而且虾肉肉质和鱼一样松软、易消化，对健康极有裨益，甚至对于身体虚弱以及病后需要调养的人也是极好的食物。

▶ 大虾小档案

别　　名	虾仁、虾肉
性味归经	性温，味甘、咸，归肝、脾、肾经
适用人群	肾虚阳痿、遗精早泄、乳汁不通者
食用禁忌	疥癣、过敏等皮肤病者不宜食用
主要产地	沿海城市，沿河流域城市

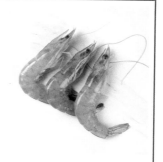

▶ 手把手教你处理食材

虾，看似挺干净，其实处理起来还是比较烦琐的。首先，虾的头部有一块比较大的黑色阴影，那就是虾的胃，泥肠在它的背部从头到尾贯穿，后半部颜色深，那就是虾的粪便集中的地方。只有将这两个地方清除干净，虾才算清理好了。

1.剪虾头：以 45° 的角从虾脑部向下剪除。

2.用剪刀挑出虾脑，黑的脑、红的血都出来了。紧邻虾脑前部的是虾黄，这是个好东西，如果有黄，挑的时候要小心，尽量保留虾黄。

3.轻轻地拽出虾脑，会有一部分虾肠被拽出。

4.剪掉虾尾巴，剪的时候稍微带一点尾部的肉，因为这里可能有括约肌，不多剪一点挤不出来，反而还会把虾捏烂了。

5.挤虾肠，用食指和拇指捏住虾背，向尾部用力，虾肠就出来了。

6.看看挤出来的泥肠。根据开始挤压的部位，未必都能把肠子挤出来，只要把泥挤出来就算成功了。最后清洗一下，就可以开始做虾了。另外，如果红烧或者椒盐，可以直接把虾的背部用剪刀全部剖开，取出污物，这样既容易操作，也更容易入味。

▶ 换着花样吃

1. 仙茅虾：仙茅 20 克，大虾 250 克，生姜 2 片，盐少许。仙茅用清水洗干净；大虾用清水洗干净，去壳，挑去虾肠；生姜切末。把以上材料一起放入砂锅内，加水适量，中火煲大约 1 小时，加入盐调味即成。佐餐食用，隔日 1 次，主治肾虚阳痿、精神不振、腰膝酸软等。

2. 醉虾：虾 600 克，黄酒适量。将虾洗净，剪去头须，除净虾肠；再将虾与黄酒一同煮大约 2 分钟，根据自己喜好，适当加入调味品。浸泡 1 小时后可以食用，有利于改善肾虚、阳痿、性功能减退等症。

3. 米酒炒大虾：虾 300 克，米酒、植物油各适量，生姜 3 克，盐少许。将虾去肠洗净，放入米酒中浸泡 15 分钟后取出，加油、生姜大火炒熟，加盐调味。佐餐食用，每周 1 次，可通血脉、补肾壮阳，主治阳痿。

4. 公鸡蒸虾仁：虾仁 15 克，海马 5 克，公鸡 1 只，调味品（姜末、料酒、盐各少许）及清汤适量。将公鸡宰杀后，去毛及内脏，洗净，装入盆内；将海马、虾仁用温水洗净，放在鸡腹上，加调味品及清汤，蒸至烂熟即可温服。这道菜有利于温肾壮阳，益气补精。

5. 干煎大虾：大虾 250 克，大蒜 20 克，椒盐 1 小匙，植物油适量。虾洗净，切去头尾，沥干水。热油下锅，与蒜和椒盐同煎，大虾熟透即可。这道菜可强健身体，益精补虚。

▶ 健康赢在细节处

1. 韭黄不宜久炒，炒久了容易影响口感，甚至营养流失，所以炒到变软后马上出锅。

2. 虾仁在腌制前要挤出水分，这样炒起来不容易出水，也就不会影响菜品的颜值与口感。

助力小伙伴——韭黄

虾属于水产品，本身就特别需要韭黄这类的带香味的食材来调味，更何况韭黄还属于壮阳上品，搭配食用补肾阳的功效更佳，可辅助性地改善阳痿、早泄、遗精、多尿、腹中冷痛、胃中虚热等。

核桃炖蚕蛹，肾阳补起来

核桃炖蚕蛹

材料：核桃仁 100 克，蚕蛹 50 克，生姜、植物油各适量，盐少许。

做法：1. 核桃仁洗净，晾干。

2. 蚕蛹洗净，用沸水煮 15 分钟左右。

3. 生姜洗净，切片。

4. 热油锅，将蚕蛹倒入锅内，炒至微黄，装起来备用。

5. 将生姜、蚕蛹、核桃仁一起倒入炖锅内，隔水炖约 3 小时，调盐入味即可。

用法：佐餐食用，温服，每周食用 1 次。

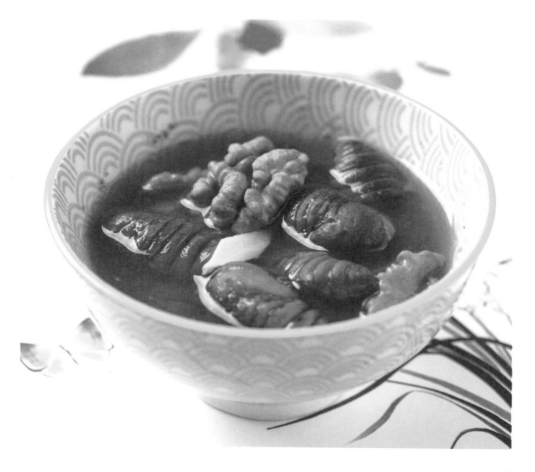

中医认为，核桃性温，味甘，归肾经、肺经、大肠经，且含有丰富的蛋白质、膳食纤维、维生素和钙、铁、钾、钠等多种微量元素，可益智健脑、强身益寿、补气养血、滋肺益肾，固有"长寿果"之称。可用于治疗肝肾亏虚或肺部、肠胃不适引起的腰膝酸软、筋骨疼痛、大便稀溏、小便增多、头发早白等症状。生长发育阶段的儿童每天吃几颗核桃仁，对成长会有较大的帮助。人至中年，容易腰膝酸软、头晕眼花，可以用核桃煮水或煮粥进行辅助食疗。

▶ 核桃小档案

别　　名	胡桃、羌桃	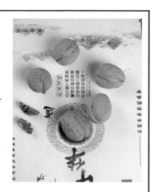
性味归经	性温，味甘，归肺、肾、大肠经	
适用人群	肾虚喘嗽、腰痛腿弱、阳痿遗精、小便频数、大便燥结等人群	
食用禁忌	阴虚火旺、腹泻、咯血者不宜食用	
主要产地	东北及西北地区居多	

▶ 手把手教你选购与储存食材

1.选得好，营养更高。一观外壳：优质核桃外壳薄而洁净，干燥，果肉丰满；次质或劣质核桃外壳较厚，果肉干瘪或生有蛀虫。要选择外壳圆整、干燥壳薄的核桃，这样的核桃出仁率高，营养丰富。二掂重量：轻飘飘没有重量的果肉少，熟透的核桃分量够，放在手心掂一掂，稍有打手的感觉。三凭嗅觉：好的核桃没有任何异味，有异味的不新鲜或产品变质。

2.放得好，营养不丢失。用布袋、麻袋或其他通风性比较好的袋子装好核桃，置于干燥、阴凉的通风处贮藏，这样可防止核桃发生霉变。

▶ 换着花样吃

1.韭菜炒核桃：取新鲜韭菜1大把，核桃仁1小碗，盐、味精、植物油各适量。韭菜洗净，切成寸段；锅内放油，油热放入核桃仁，煸炒至金黄色，加入韭菜继续煸炒，待闻到韭菜香味，加入盐、味精调味即可出锅。韭菜又名壮阳草，核桃可滋补肝肾，此菜可谓强强联手，对益肾补阳有事半功倍的效果。

2.核桃红糖水：核桃仁、红糖各适量。将核桃仁、红糖、清水一起煮成糖水，每晚睡前服用，可健脑补血、改善气色。

3.核桃红枣粥：取核桃仁5~8个，切碎；红枣5~8颗，去核后切碎；大米洗净。以上食材放在一起熬制成粥，做早餐或晚餐食用。核桃可益智补肾，大米、红枣可以滋养肝血，常食可调理肝肾、温润五脏。

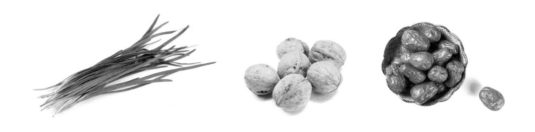

▶ 健康赢在细节处

1.核桃仁表面的褐色薄皮富含一定营养，吃的时候不要剥掉皮，以免损失营养。

2.核桃仁所含的脂肪，虽然是有利于清除胆固醇的不饱和脂肪酸，但脂肪本身具有很高的热量，如果过多食用又不能被充分利用的话，就会被人体作为胆固醇储存起来，结果适得其反，所以一天吃两三个核桃即可，不要多吃。同时应该适当减少其他脂肪摄入，以避免热量摄入过高。

3.因为核桃仁中含有丰富的蛋白质与铁元素，茶叶中含有鞣酸，鞣酸会与核桃中的铁、蛋白质结合，生成不溶性的沉淀物，不易被消化吸收，所以食用核桃仁时忌饮浓茶。

助力小伙伴——蚕蛹

蚕蛹，一般就是指蚱蝉的幼虫，可以食用。中医认为，蚕蛹性温、味甘，能益精助阳、镇静安神，还能健脾，是体弱、病后、老年人乃至产妇的高级营养补品，能提高人体免疫力，延缓人体衰老。但要注意的是，变质的蚕蛹、隔夜的蚕蛹，最好不要轻易食用，以免中毒。食用蚕蛹前，还得确保它被充分加热过。另外，阴虚火旺者及肾病患者不宜吃蚕蛹。

韭菜炒羊肝，味美还起阳

韭菜炒羊肝

材料：韭菜100克，羊肝120克，盐、生抽、料酒、花椒粉、姜、蒜、植物油各适量，鸡精、白糖、干淀粉、老抽各少许。

做法：1. 韭菜去杂质，洗净，切段。

2. 羊肝泡清水，至少浸泡2小时以上，中途记得换水。

3. 将羊肝洗净，切片，倒入生抽、老抽、盐、料酒抓匀，再倒入干淀粉抓匀，腌制10分钟左右。

4. 姜、蒜洗净，分别切成片。

5. 热油锅，放入羊肝片翻炒，再放入姜片、蒜片，快速翻炒。

6. 调入白糖、花椒粉炒匀，再加入韭菜段翻炒片刻，调入盐、鸡精炒匀，待韭菜软塌即可。

用法：佐餐食用，每3日1次。

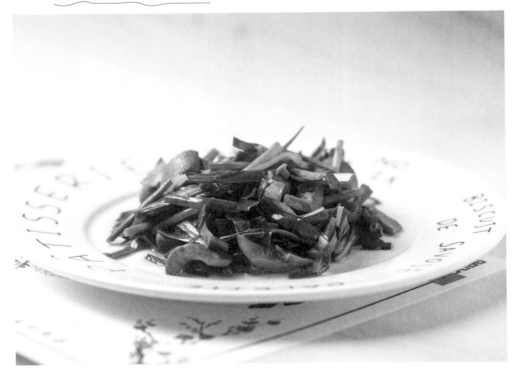

《本草纲目》中记载：韭菜有补肝肾，暖腰膝……之效。《本草拾遗》中也云"韭菜温中，下气，补虚，调和腑脏，令人能食，益阳……"，说明韭菜具有温中行气、温肾助阳、补虚消食等功效，因此韭菜又有"起阳草"之称。中药偏方中，韭菜常用来治疗早泄、遗精等症。

▶ 韭菜小档案

别　　名	草钟乳、起阳草、懒人菜、长生韭
性味归经	性温，味辛，归肝、肾经
适用人群	便秘、肾虚阳痿、腰膝冷痛、阳虚胸痹、寒性体质等人群
食用禁忌	阴虚火旺、有眼病和胃肠虚弱者不宜食用
主要产地	全国各地均有

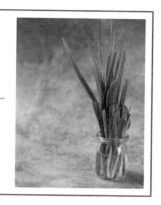

▶ 手把手教你选购和储存食材

1.选得好，营养更高。一选季节：有道是"一月葱，二月韭"。虽然现在四季都有韭菜，但农历二月，也就是春天的韭菜，最顺应自然界的升发规律，不仅最鲜嫩可口，还因为应季而营养成分最纯正。二选个头：要挑选比较细的，而不要那种比较粗壮的，前者是自然生长成熟的，后者是化肥、农药等后天催熟的。三选其形：选叶色碧绿，叶子修长的韭菜，不仅味道浓郁提味，营养也高于棚里培育的韭菜。

2.放得好，营养不丢。韭菜不好保存，最好现买现吃。如果买多了，择干净后不要洗，用报纸包起来，根部朝下，放在阴凉处或放入冰箱冷藏，可延长保鲜时间，营养也不易丢失。

▶ 换着花样吃

1.韭菜鸡蛋饼：韭菜1小把，鸡蛋2个，面粉1碗，葱花、植物油、盐各适量。鸡蛋在碗中打散；韭菜洗净切碎，倒入盛鸡蛋的碗中，并加入适量面粉、食用油、盐、葱花拌成糊状；然后向面糊中一边加清水一边搅拌，至面糊可以挂在筷子上为好；在电饼铛或平底锅中刷一层薄薄的植物油，倒入一勺面糊，晃动锅底使面糊在锅底均匀地铺开摊成饼状，定型并煎好后翻过来再煎另一面，出锅即可。

2.韭菜粳米粥：韭菜1小把，粳米50克，盐适量。韭菜洗净切碎；粳米洗净，浸泡2小时；粳米和清水一起放入锅内，大火烧开，然后加入韭菜末，中小火继续熬煮成稀粥，加入盐调味即可。做早餐或晚餐食用。此方有辅助治疗遗精、早泄的功效。

3.韭菜炒猪肝：猪肝200克，韭菜1小把，葱花、姜片、植物油、盐、料酒、干淀粉、味精各适量。猪肝洗净，切成薄片，在淡盐水中浸泡20分钟左右，然后清洗至水变清，捞出猪肝片，滤干水分，加料酒、盐、干淀粉抓匀腌制5分钟；韭菜洗净，切成小段；油锅烧热，爆香葱花、姜片，倒入猪肝，大火快炒至猪肝片饱满挺起，下入韭菜，炒到韭菜变软，加盐和味精调味拌匀即可。佐餐食用。此方有补肝养肾的作用。

▶ 健康赢在细节处

1.肝是动物体内最大的毒物中转站和解毒器官，所以买回的新鲜肝不要急于烹调，应把肝放在自来水龙头下先冲洗10分钟左右，再放在水中浸泡，最好浸泡30分钟左右。

2.烹调时间不能太短，至少应该用大火翻炒5分钟以上，待肝完全变成灰褐色且看不到血丝最好。

助力小伙伴——羊肝

很多人喜欢吃羊肝，羊肝的维生素和氨基酸比较多，有保护视力的作用。同时，羊肝性温，味甘、苦，无毒，归肝经，具有补血益肝、明目降逆、育阴柔肝之功效，对气血不足、面色苍白、两眼昏花、夜视不明等症有一定功效。

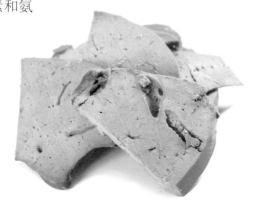

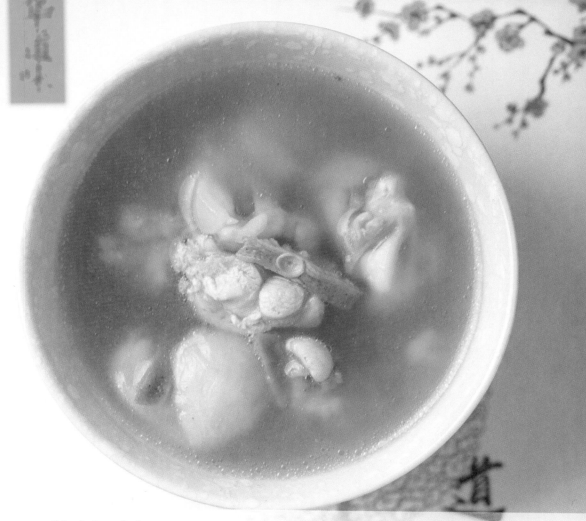

荔枝鸡汤，补血益气的温补汤

荔枝鸡汤

材料：荔枝6颗，老鸡1只，陈皮10克，盐适量。

做法：1.老鸡宰杀，处理干净，剁成肉块，用开水焯一下，捞出。

2.陈皮洗净，捞出沥水，备用。

3.荔枝洗净，去壳、去核，取出荔枝肉。

4.将鸡肉块、陈皮放入砂锅内，加入适量清水，大火烧开后改用小火炖煮。

5.待鸡肉将熟时，倒入荔枝肉，略煮熟，再加入盐调味即可。

用法：佐餐食用，隔2日1次。

《玉楸药解》中说："荔枝,甘温滋润,最益脾肝精血,阳败血寒,最宜此味。"可见,荔枝的补血功效十分显著。荔枝入药有干品,也有鲜品,干品虽然味道差了些,但气质平和,补益功效也很好,还不会助火生热,是血虚者的调养佳品。

▶ 荔枝小档案

别 名	丹荔、丽枝、离枝、火山荔、勒荔、荔支	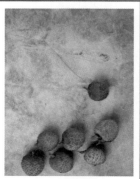
性味归经	味甘、酸,性温,归心、脾、肝经	
适用人群	产妇、老年人、体质虚弱者、病后调养者以及贫血、胃寒、口臭者	
食用禁忌	忌一次食用过多,痤疮、伤风感冒、急性炎症等患者忌用,阴虚火旺者慎用	
主要产地	我国西南部、南部和东南部盛产,其中以广东和福建南部居多	

▶ 手把手教你储存食材

既然荔枝不宜多吃,多半就会吃不完,这就需要妥善储存起来,否则不但会坏掉,还会影响鲜美的口感。那么,荔枝的保鲜储存办法有哪些呢?

1.常温保存是荔枝最简单的一种保存方法,可以把荔枝喷上点水装在塑料袋里,每天早、中、晚洒些凉水或是冰水,放在阴凉处,这样色泽及外观能保持5天左右。

2.把买回的荔枝用剪刀剪下,剪成一颗颗的,要留下短短的枝,用报纸捆扎严实,然后放进冰箱冷藏室里。一般情况下,放一个星期是没问题的。

3.如果没有冰箱的话,可以把过长的荔枝梗剪掉,然后将荔枝装进塑料袋内,并扎紧袋口,放置在阴凉处。或者将装荔枝的塑料袋浸入水中,一般也可以维持3~5天。

4.艾叶对延长荔枝的保存时间也有效果,因为艾叶有杀菌防腐的作用,所以在荔枝盛放的容器底部铺一层鲜艾叶,放上荔枝,然后在荔枝表面铺一层鲜艾叶,这样可以使荔枝长期保鲜。

▶ 换着花样吃

1. 荔枝虾仁：荔枝 150 克，虾仁、芦笋各 100 克，红彩椒、黄彩椒各半个，鸡蛋 1 个，姜片、干淀粉、水淀粉、植物油各适量，盐少许。荔枝剥壳、去核后放入淡盐水中泡一下；在虾仁中放入适量的盐、胡椒、干淀粉和蛋清，抓匀后腌制 10 分钟；锅中烧开水，加入适量的盐和几滴油，下入芦笋，快速烫一下后捞出过凉水；再将虾仁放入其中滑熟；将芦笋和彩椒切成小段；锅中加入适量的油，下入姜片和虾仁一起翻炒，再下入芦笋和彩椒段一起翻炒，加入荔枝，用水淀粉勾芡，调入盐拌匀，大火收汁即可。佐餐食用，每周食用 2 次，有利于健脾，改善脾虚不适。

2. 荔枝双米粥：荔枝 100 克，大米 50 克，小米 20 克，枸杞子、冰糖各适量。将大米、小米分别淘洗干净，再一起放入砂锅内，大火煮沸后改用小火慢炖，再放入枸杞子同煮，待粥将熟时，倒入冰糖煮熟即可。荔枝洗净，去皮，切成小丁；把切好的荔枝放入碗底，粥熬好后稍放凉，舀入荔枝碗中即可食用。温服，每日 1 次，有利于健脾补血。

▶ 健康赢在细节处

1. 荔枝去壳和核，取出果肉后，浸泡在淡盐水中，再用来入菜，不仅不会上火，还可增加食欲。

2. 若是想用荔枝炒菜，多半会出水，应用水淀粉来勾芡，使成菜芡汁浓郁，荔枝味道更甜美香浓。

3. 为保持清淡鲜甜的口感，配菜和调味时不可放得颜色过深，味道不宜过咸或过辣，以免盖住菜肴的色泽和味道。

4. 以荔枝入菜时不可放得太早，以免荔枝出水变软。

助力小伙伴——陈皮、鸡肉

1. 陈皮：在做菜时放入陈皮，可以增加菜肴本身的鲜香味，还可调节气血平衡，理顺肝气，为健康提供一道屏障。

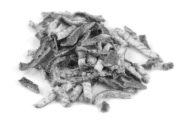

2. 鸡肉：善补精血，改善身体精血不足导致的阴阳失调问题；能够增强脏腑功能，补虚强身，对肌肤也起到一定的滋养功效。

栗子乌鸡汤，阴阳双补

栗子乌鸡汤

材料：新鲜栗子 10 颗，乌鸡 1 只，盐少许，生姜适量。

做法：1. 乌鸡处理干净，剁成块，入开水中焯一下。

2. 栗子洗净，去壳。

3. 生姜去皮，洗净，切片。

4. 将准备好的材料一起倒入砂锅内，加入适量清水，大火烧开后改用小火炖煮 2 个小时左右。

5. 调入适量盐拌匀入味即可。

用法：早晚分服，隔日 1 次，喝汤吃鸡肉及栗子。

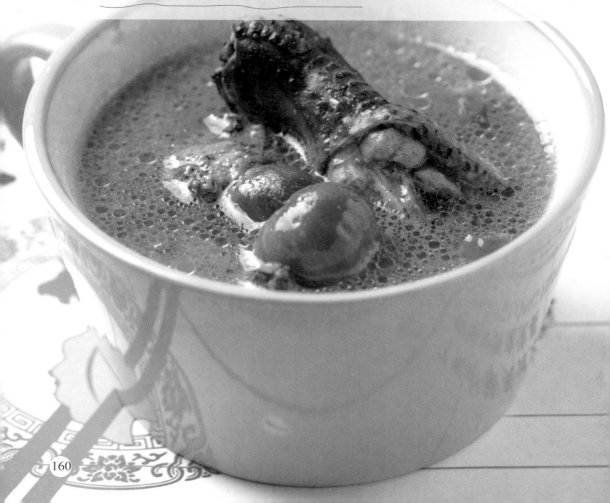

乌鸡，性平，味甘，《本草再新》中记载，乌鸡"平肝祛风，除烦热，益肾养阴"。可见，乌鸡有滋养肝肾、养血益精的功效，而且乌鸡中蛋白质、维生素、磷、铁等含量更比一般的鸡肉高出许多，且胆固醇和脂肪含量很少，因此肝肾阴虚的人，或者家里有人患病、康复期、女性坐月子等，大多时候会选择乌鸡汤作为滋补品。

▶ 乌鸡小档案

别　　　名	乌骨鸡、武山鸡
性味归经	味甘，性平，归肝、肾、肺经
适用人群	体虚血亏、肝肾不足者
食用禁忌	湿热体质者应少食
主要产地	江西省的泰和县武山

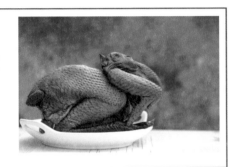

▶ 手把手教你选购与储存食材

1.选得好，营养更高。《本草纲目》记载："乌骨鸡，有白毛乌骨者、黑毛乌骨者……但观鸡舌黑者，则肉骨俱乌，入药更良。"因此，从营养学和药学角度来看，我们要优选白毛乌骨鸡，即通体白色羽毛，其他部分，尤其是舌头都是黑色的，身躯短矮。这类白色乌骨鸡不仅有很好的营养滋补作用，还具有很高的药用价值，著名的妇科用药——乌鸡白凤丸就是由白毛乌骨鸡制成的。

2.放得好，营养不丢。任何食材，都是趁鲜食用最好，口感、营养都更好一些。乌鸡汤如果一次喝不完，晾凉后一定要密封好，然后放入冰箱内冷冻，但最好不要超过3天，否则受损的不仅仅是口感，营养也会流失。

▶ 换着花样吃

1.乌鸡白凤尾菇汤：乌鸡1只，白凤尾菇50克，料酒、大葱、盐、姜片各适量。乌鸡宰杀后，去毛，去内脏，洗净；锅内（最好是砂锅）添入适量清水，加姜片煮沸，放入已剔好的乌鸡，加料酒、大葱，用小火炖煮至酥，放入白凤尾菇，加入盐调味后煮沸约3分钟即可。此方有补益肝肾、生精养血的功效。

2.天麻乌鸡汤：乌鸡（宰杀干净）1只，天麻约10克，枸杞子、香菜末、葱、姜、鸡精、盐、醋各适量。将乌鸡、天麻放入压力锅内，加入葱、姜、盐、枸杞子、鸡精、醋和适量清水，压力锅调到适合的挡，保压15分钟，出锅后撒入香菜末即可。此汤具有养肝益神的功效。

3.黑豆乌鸡汤：黑豆50克，制何首乌10克，红枣8颗，乌鸡半只，生姜2~3片，盐适量。将黑豆、制何首乌、红枣均洗净，浸泡；乌鸡洗净，去肠杂、尾部，与生姜一起放进砂锅内，加入适量清水，先大火煲沸，再改为小火煲约1.5小时，调入适量盐拌匀便可食用。此方具有补养肝肾、益气滋阴的功效。

▶ 健康赢在细节处

做乌鸡汤时，建议乌鸡切大块，用清水泡上，反复换水冲洗，一定要去除多余的血水，保证煮成的乌鸡汤鲜美。另外，一定要用凉水下乌鸡，进行汆烫，水开后就可以捞出，接着用温水冲洗，进一步去除杂质。若是用热水汆烫乌鸡，鸡肉的蛋白质会骤然收缩，影响口感。

助力小伙伴——栗子

栗子又名"肾之果"，补肾功效比较明显。北宋诗人苏辙曾写诗"老去自添腰脚病，山翁服栗旧传方"，这是对栗子食疗功效的极大赞誉。可见，栗子的补肾功效主要体现在强腰膝、健筋骨等方面。栗子虽然也有"厚肠胃"之功，但生吃会比较难消化，熟食后又易滞气，所以一次不宜多食哦。

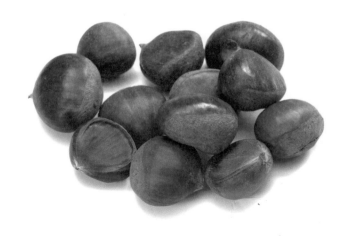

菊花雪梨，滋阴降火效果好

菊花雪梨

材料：雪梨 600 克，菊花 15 克，陈皮 5 克，冰糖 20 克。

做法：1. 雪梨削去外皮，去掉梨核，切成块。

2. 菊花、陈皮分别用水冲洗一下，沥水。

3. 将雪梨块及菊花、陈皮和冰糖一起放入炖盅内，加入水，放在火上，用大火烧开。

4. 盖好盖，改用小火炖 40 分钟左右，至雪梨软烂即可。

用法：代茶频饮，每日 1 次，也可吃些梨。

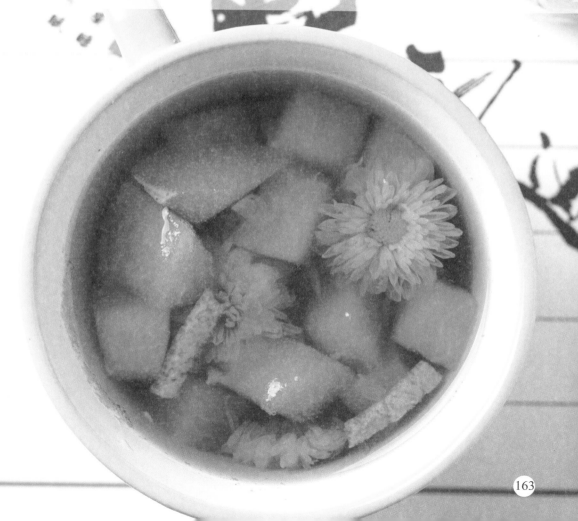

菊花可清肝热、平肝阳，对肝阳上亢引起的口干、目涩、眩晕、头痛、耳鸣、高血压等症均有一定的改善功效；菊花味苦，苦则主泄，常服菊花，有利于清泄肝热以明目，并滋养肝阴及肾阴。正因如此，菊花滋阴降火的功效显著，也就在一定程度上平衡了机体阴阳，适用于阴阳失衡者日常保健食用。

▶ 菊花小档案

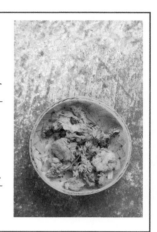

别　　名	甘菊花、白菊花、黄甘菊、药菊等
性味归经	性微寒，味甘、苦，归肺、肝经
适用人群	阴虚阳亢者及外感风热、风热上攻者均可食用
食用禁忌	气虚胃寒、脾虚泄泻、阳虚体质者忌食
主要产地	东北、华北及陕西、宁夏、甘肃、青海、河南、四川、云南、西藏等

▶ 手把手教你购买与储存食材

1.菊花容易发霉、遭虫蛀，市面上的菊花质量也参差不齐，因此在选购上要格外小心，应以小且颜色发黄者为佳。

（1）菊花的干品一定要略带黄色，越白的菊花越是次品，多半都是用硫黄熏过的。

（2）闻一闻菊花，若是有酸味，则多半是被硫黄熏过的；优质的菊花则会散发着淡淡的清香味。

2.菊花不易储存，为了防止其发霉变质，最好将其放入石灰中，然后密闭，置于阴凉干燥处储存，并要经常更换石灰。另外，千万不可熏晒菊花。

▶ 换着花样吃

1.菊花银耳粥：菊花30克，银耳50克，糯米100克，白糖适量。将菊花、银耳、糯米分别洗净；糯米放入砂锅中，加入适量清水，用小火煮约20分钟，再放入银耳、菊花，煮至米烂粥稠，调入白糖搅匀即可。空腹食用，每日1次。本品具有滋阴清热、解毒消肿之功，有利于改善外感风热、面部生疮、阴虚便秘等不适。

2.菊花山楂茶：菊花10克，山楂15克，茶叶适量。将上述材料一起放入杯中，倒入沸水，加盖冲泡5分钟左右即可。代茶饮，每日1次。本品具有清肝明目、健胃消食之功，有利于改善目赤肿痛、头痛等症，并对高血压、肥胖症也有辅助治疗功效。

3.菊花豆腐汤：菊花5朵，嫩豆腐1块，洋葱、西蓝花、盐、植物油各适量，枸杞子少许，无盐奶油1小块，高汤1大碗。将洋葱洗净，切丁，入油锅内炒熟；将西蓝花切小朵，入沸水烫熟；将高汤煮好备用；将豆腐切成小块；将奶油用小火加热。将处理好的洋葱、西蓝花、高汤一起倒入料理机内打成蔬菜泥，再入锅，加入豆腐块、菊花、枸杞子及适量清水，煮至豆腐熟透，加入盐调味即可。

▶ 健康赢在细节处

如果嫌炖煮菊花太麻烦，也可以直接泡菊花喝，但最好选用搪瓷的杯子，尽量不要用塑料的杯子或者保温杯。使用塑料的杯子会使塑料里面的有害物质一同分解进茶水里面，保温杯保温时间太久的话则会因为浸泡时间过长而使菊花的味道变苦。

助力小伙伴——雪梨、陈皮

1.雪梨：生吃可清热生津，熟吃可滋阴。若是因为风热、风燥伤阴而引起咽痛、口角糜烂、尿黄等不适，则可以利用性微寒的梨来清热滋阴，尤其适合干燥的秋季，可起到润燥、安神的功效。

2.菊花性偏寒，而陈皮偏温性，两者搭配在一起有利于中和药性，帮忙守护滋阴的底线，避免菊花食用过度损伤阳气。

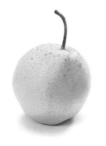
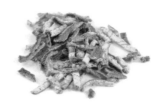

百合二冬瘦肉汤，滋阴润肺还止咳

百合二冬瘦肉汤

材料：干百合 20 克，麦冬、天门冬各 10 克，川贝母 2 克，猪瘦肉 250 克。

做法：1. 猪瘦肉洗净后切块。

2. 干百合浸泡，洗净，备用。

3. 将猪瘦肉块与麦冬、天门冬、干百合一起倒入锅内，加入适量清水，大火煮约 15 分钟，改用小火煲约 1 小时。

4. 若是新鲜的百合，就可以先炖肉及其他药材，待八成熟时再放入鲜百合，继续炖煮约 30 分钟即可。

用法：每周 1 次，温服。

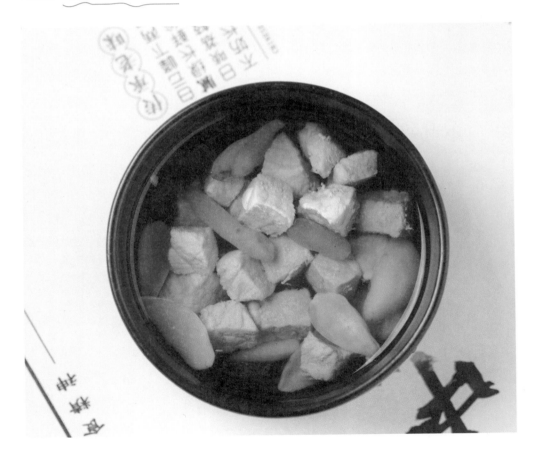

俗话说："春夏养阳，秋冬养阴。"干燥的秋季到来了，该如何养阴呢？不妨找百合帮帮忙。中医认为，百合味甘，性寒，归肺、心经，煮粥服食，有润肺止咳、清心安神之功，是老幼咸宜的药食佳品。秋季燥邪为患，肺阴不足，而百合甘寒质润，有润肺之功，对秋燥有明显的辅助治疗效果。临床上常用于阴虚咳嗽、秋燥咳嗽等症。

▶ 百合小档案

别　　名	白百合、野百合、山百合、岩百合、卷丹、山丹
性味归经	性寒，味甘，归心、肺经
适用人群	肺胃阴虚、心阴亏虚者均可食用
食用禁忌	阳虚寒盛、便溏腹泻者忌食，百合不宜与羊肉同食
主要产地	河北、山西、甘肃、青海、河南、山东以及长江以南地区

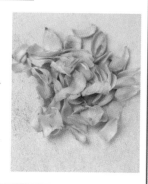

▶ 手把手教你选购与储存食材

百合有鲜品与干品之分，故在选购和储存方法上也应有所不同。

1. 选购：新鲜的百合应以个头大、瓣片匀、肉质厚、色白或淡黄为宜；干品则要干燥、无杂质、肉厚、晶莹剔透。

2. 储存：百合可埋在干燥的土里或沙子里保存，以防潮气、霉变；也可先用开水余烫一下，再晾干，入冰箱冷冻，以防变质或虫蛀。

▶ 换着花样吃

1. 百合桂圆肉炒苋菜：百合、桂圆肉各25克，苋菜500克，葱段、姜片、盐、植物油各适量。百合浸泡，捞出后沥干水分；苋菜去除老叶、洗净，切段。热锅，烧油，爆香葱段、姜片，马上倒入苋菜、百合、桂圆肉，快速翻炒至熟，调入盐即可。佐餐食用，每日或隔日1次。本品具有滋阴、安神、益智之功效，非常适合脑力劳动者食用。

2.百合南瓜枸杞粥：百合50克，南瓜100克，大米200克，枸杞子10克，蜂蜜适量。将百合、大米分别洗净；南瓜去皮、洗净后切菱形块；再将百合、南瓜、大米一起放入锅中，加入适量清水熬煮，待米熟粥稠时调入蜂蜜、加入枸杞子，略煮即可。每日1次，可分2次服用。本品可清心安神、益气和中，适宜更年期女性及老年人调养食用。

3.百合安神糊：干百合50克，白糖适量。将干百合捣碎成末，倒入锅中，加适量清水，搅拌均匀，再用小火慢熬，熬煮成稀糊，加入白糖调味即可。温服，每日1~2次。本品有滋阴润燥、止咳化痰、清心安神之功，适用于失眠多梦、烦闷口渴、咽干舌燥等不适。但风寒咳嗽者不宜食用，以免加重病情。

4.百合雪梨汤：百合30克，雪梨1个，冰糖适量。雪梨去皮核、切块；将百合用清水浸泡一夜，次日将百合连同清水一起倒入砂锅内，再加半碗清水，煮约1.5小时，待百合熟烂，放入雪梨块、冰糖，再煮约30分钟即成。每日1次，可滋阴润肺。

5.百合莲子银耳汤：百合30克，莲子15克，银耳10克，冰糖适量。将莲子、银耳用清水发开，与百合、冰糖同放在锅中，加清水适量，煮至汤浓即成。每日1次，可润燥养阴。

6.鲜藕百合枇杷汤：鲜藕100克，百合、枇杷各30克，白糖适量。将鲜藕去皮、节，洗净，切片；枇杷去皮、核。与百合同放锅中，大火煮沸后，小火炖至烂熟，白糖调味服食，可滋阴润肺、清热止咳。

▶ 健康赢在细节处

清洗鲜百合之前可把蒂用刀切除，这样百合会自然散开，免去了一片片剥的麻烦。外面会有层泥土，而且外层百合会有些发黄，所以在清洗百合的时候，不仅要洗掉泥土，外层黄的百合叶也要去除。轻轻洗每片百合，洗净后，泡在清水里，做菜时直接就可以用了。

助力小伙伴——麦冬、天门冬

麦冬与天门冬皆味甘、苦，性寒，都有利于滋肺阴、润肺燥、清肺热，还能生津止渴。只是，天门冬苦寒之性特别明显，补肺胃之阴胜于麦冬，还能滋肾阴，降肝火，对于肾阴亏虚、阴虚火旺引起的诸多不适均有辅助治疗功效，但比较滋腻。麦冬则有利于养胃阴、清胃热，而且功效相对弱一些，也没有那么滋腻。

糯米红枣糕，平衡阴阳

糯米红枣糕

材料：红枣 250 克，糯米粉 150 克，白糖适量。

做法：1. 红枣洗净，去掉里面的核。

2. 糯米粉加入适量白糖，搅拌均匀。

3. 将糯米粉加入适量清水，调成糊状。

4. 把红枣放入调好的糯米糊里，搅匀。

5. 将准备好的糯米红枣上锅蒸，蒸至糯米熟烂即可。

用法：佐餐食用，每日 1 次。

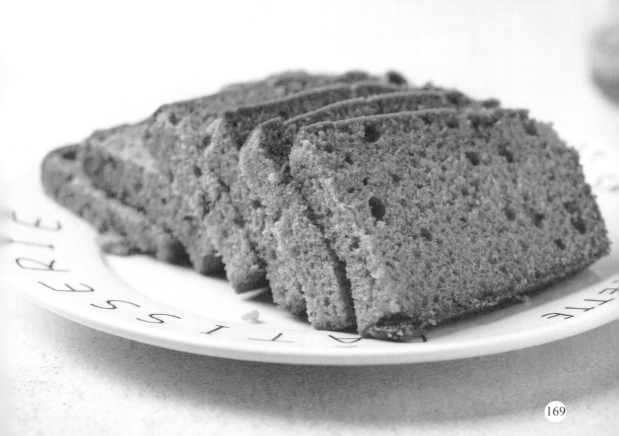

红枣的气血双补之功源自其归脾、胃、心经及健脾之效，脾胃生血有源，则心血得充、心神得养。心血不足易引发心慌、烦躁、失眠、多梦等不适，而红枣则可补足气血，有利心脏功能的正常发挥，改善心神不宁、魂不守舍等病症。

▶ 红枣小档案

别　　　名	枣、枣子、干枣、大枣、良枣
性味归经	性温，味甘，归脾、胃、心经
适用人群	气虚、血虚体质者均可食用
食用禁忌	实证、热证、阴虚火旺、中满痰多者忌食，湿盛、积滞、虫积、痰浊者均应慎服，一次性不宜食用过多
主要产地	河南、河北、山东、山西、陕西、四川、贵州等地

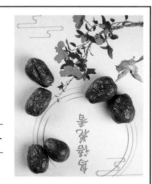

▶ 手把手教你储存食材

用于贮藏的红枣，要干燥适度，没有破损、没有病虫，色泽红润、大小整齐。红枣含糖量较高，具有较大的吸湿性和氧化性，因此，贮藏期间应尽量降低贮藏温度和湿度。此外，还要注意防虫、防鼠。

▶ 换着花样吃

1.红枣蜂蜜茶：红枣（去核）150克，冰糖50克，加水350毫升煮熟，收干水分，捣成枣泥。再加入蜂蜜250毫升拌匀，盛在干净的玻璃瓶中，饮用时取1小匙加入温开水冲泡即可。红枣、蜂蜜都是温性食材，在寒冷的冬季，喝一杯这样的茶可以补充元气，增加热量。

2.木耳红枣汤：黑木耳10克，红枣50克，白糖适量。用适量的水，把黑木耳和红枣煮熟后，加入白糖即可。黑木耳可以清肺、益气，红枣补血、养颜。从经前1周到月经结束后，隔天食用1次，可以缓解经期贫血，使面色红润。

3.当归红枣粥：当归15克，红枣、粳米各50克，白糖20克。先将当归用温水浸泡片刻，加水200毫升，煎取浓汁剩下约100毫升，去渣取汁，与粳米、红枣和白糖一同加适量水，煮至粥成。每日早晚温热服用，10日为1个疗程。此粥具有补血调经、活血止痛、润肠通便的功效，适用于气血不足、月经不调、痛经、血虚头痛、眩晕及便秘等症。

▶ 健康赢在细节处

1.不要使用普通的洗涤剂清洗红枣，洗涤剂本身含有的化学成分容易残留在红枣上，对人体健康不利。也不要在水中浸泡过长时间，否则红枣内的维生素会流失，使营养价值降低，而且溶解于水的农药有可能会反渗入红枣中。

2.枣皮纤维含量很高，不容易消化，吃时一定要充分咀嚼，不然会影响消化。肠胃不好的人一定不能多吃。

助力小伙伴——糯米

糯米，性平，味甘，能温暖脾胃，补益中气，对脾胃虚寒、食欲不振、腹泻、腹胀具有一定的缓解作用，特别适合秋冬季节食用。与红枣配伍煮成粥食用，更是对阳虚所致的胃部隐痛有奇效。

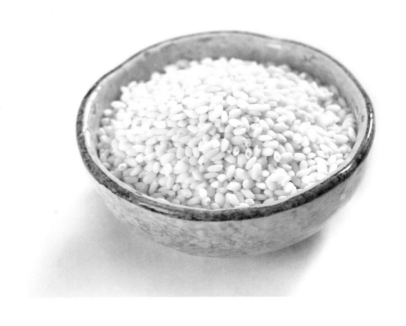

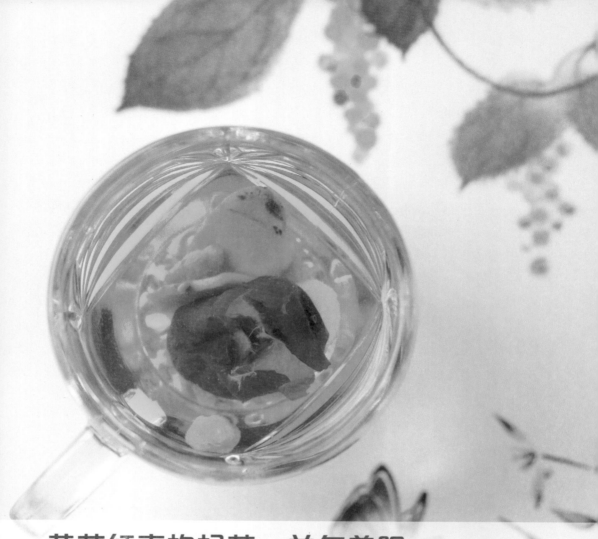

黄芪红枣枸杞茶，益气养阴

黄芪红枣枸杞茶

材料：黄芪 15 克，枸杞子 20 克，红枣 15 颗，蜂蜜适量。

做法：1. 枸杞子泡水 10 分钟，清洗干净。

2. 红枣用清水冲洗。

3. 砂锅中加入适量清水，倒入黄芪、红枣、枸杞子。

4. 大火烧开后转小火熬煮约 1 小时即可。

5. 调入蜂蜜拌匀。

用法：早晚温服，每日 1 次。

枸杞子是名贵的药材，也是滋补的食品。中医认为，枸杞子能补肾益精、养肝明目、补血安神、生津止渴，常用于治疗肝肾虚损、精血不足及肾阴不足引起的虚劳羸弱、腰膝酸软、头晕耳鸣等症。红花虽好，也还得绿叶扶持。尽管枸杞子有诸多好处，但单用时药效是有限的，如与菊花、麦冬、熟地黄、北沙参等配伍使用，则可起到协同增效的作用。

▶ 枸杞子小档案

别　　名	杞子、杞果、血狗子、枸杞豆、地骨子、甘枸杞、西枸杞、山枸杞
性味归经	性平，味甘，归肝、肾经
适用人群	肾阴虚体质、血虚体质者均可食用
食用禁忌	外邪实热、脾虚泄泻者忌食
主要产地	宁夏的中宁、中卫以及甘肃、青海、新疆、河北、山西、陕西、浙江等地

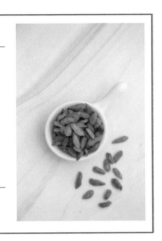

▶ 手把手教你储存食材

枸杞子含糖量较高，极易受潮发霉或遭虫蛀，且容易变色，因此需妥善储存。

1.在塑料袋中放入装有生石灰的小袋，然后放入枸杞子，抽出袋内空气，并密闭，置于阴凉处保存。

2.将枸杞子装入塑料袋中，然后置于冰箱中冷藏。

▶ 换着花样吃

1.羊肉萝卜枸杞煲：羊肉200克，白萝卜100克，枸杞子10克，料酒、盐、葱、姜、花椒、八角各适量。羊肉切块，用水泡1小时，泡出血水。准备好葱、姜、八角、花椒，用纱布包成料包，白萝卜切成滚刀块。把羊肉汆烫一下，再放入汤锅内，加入适量清水，大火煮开，撇去浮沫，加入料包，倒入料酒，转小火煲1小时至肉烂，加入盐和白萝卜继续煲30分钟左右，再加入枸杞子煮5分钟即可。常食可补肾祛寒、阴阳双补。

2.枸杞鸡肾双麦粥：大米100克，藜麦、燕麦片各50克，鸡肾4个，枸杞子20粒，香葱1根，盐少许。将大米淘洗干净，放入电饭煲中，加清水，浸泡30分钟；将鸡肾洗净、切片；枸杞子洗净；香葱洗净，切葱花。电饭煲用煮粥功能煮约30分钟，加入淘洗干净的藜麦和燕麦片，再放入鸡肾，搅匀，继续煮约10分钟，再加入枸杞子，搅匀后继续煮约5分钟，最后调入盐，撒入香葱拌匀即可。本品可滋补肾阴。

3.枸杞芝麻粥：枸杞子、黑芝麻各15克，红枣10颗，糯米250克。将枸杞子、红枣、糯米分别洗净，并与黑芝麻一起倒入砂锅中，加水熬煮至米烂粥稠即可。温服，每日1次，可早晚分服。本品有滋阴养肾、益精补髓之功效。

4.枸杞烧鱼肚：枸杞子20克，水发鱼肚250克，葱段、姜片各少许，花椒水、料酒、酱油、盐、植物油各适量。将水发鱼肚挤干水分，切块，入锅蒸熟；枸杞子洗净；热油锅，放入葱段、姜片煸香，加入花椒水、料酒、酱油、盐以及适量清水，烧沸后放入鱼肚、枸杞子，大火煮至入味即可。佐餐食用，隔3日食用1次。本品具有一定的强肾益精的功效。

5.枸杞天门冬羹：枸杞子、天门冬各20克，银耳25克，鸡蛋2个，冰糖适量。将枸杞子、天门冬洗净，天门冬切薄片；银耳用清水泡发，洗净；冰糖打碎；锅中倒入清水，放入银耳，大火煮沸后改用小火熬煮，加入冰糖，打入鸡蛋清煮熟，再加入天门冬、枸杞子煮熟即可。温服，隔日1次。本品可补肝肾之阴，益精补髓。

▶ 健康赢在细节处

生活中，很多人喜欢用枸杞子泡水、煲汤或煮粥，但实际上，由于受水温、浸泡时间等因素的影响，枸杞子中只有部分有用的成分能释放到水或汤中。而且，枸杞多糖是一种蛋白多糖，若用水煮加热提取，会使其变性而导致药效降低。所以，直接嚼吃枸杞子更有利于营养成分的吸收。

助力小伙伴——蜂蜜

从中医角度讲，蜂蜜性平，味甘，有补益脾胃、滋阴润燥、润肠通便的作用，能缓解口干、鼻干、皮肤干燥及大便干结等问题，还有安神的功效。适用于阴虚火旺、肠燥便秘、失眠等患者。

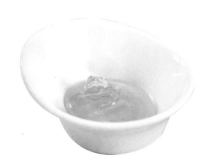

二仁百合红枣饮，滋阴养心肝

二仁百合红枣饮

材料：柏子仁 15 克，酸枣仁 10 克，新鲜百合 50 克，红枣 10 颗，蜂蜜适量。

做法：1. 将柏子仁、酸枣仁、红枣清洗一下。

2. 将百合洗净，撕成小片。

3. 将百合、柏子仁、酸枣仁放入砂锅中，加入适量清水，煎煮 1 小时左右，去渣留汁。

4. 下入红枣和适量清水，用小火煎煮约 30 分钟，调入蜂蜜拌匀即可。

用法：每日 1 次，午后与睡前分服。

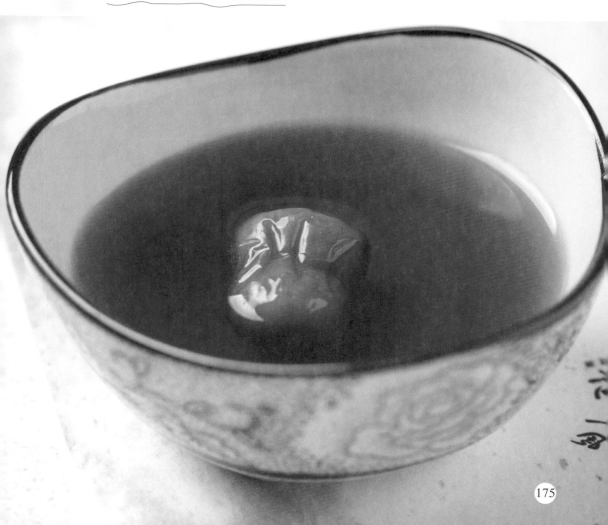

酸枣仁味酸，可养肝阴、肝血；入心经，可内养心之阴血，为养心安神之要药，能有效缓解阴血不足所致的心悸失眠、健忘多梦、自汗、盗汗等不适，甚至可以有效地改善更年期综合征、神经衰弱、抑郁症、焦虑症等病症。

▶ 酸枣仁小档案

别　　名	山枣、棘酸枣、刺枣、酸枣、枣仁、山枣仁
性味归经	性平，味甘、酸，归心、肝、胆经
适用人群	心血亏虚、虚汗不止者均可食用
食用禁忌	实热内盛、表邪未解、湿阻中焦者均忌食
主要产地	河北、陕西、辽宁、河南、内蒙古、甘肃、山东等地
使用区别	炒枣仁：打碎后再使用，可养心、安神；生枣仁：打碎后再使用，可敛汗、滋阴

▶ 手把手教你选购食材

酸枣仁是慢性失眠者的日常保健佳品。为了保证酸枣仁发挥出最大的保健功效，首先就要确保其质优。

1.酸枣仁的种子呈扁圆形或类似椭圆形，不论是哪种外形，选购时都要保证颗粒大、种子摸起来感觉饱满。

2.选购时，以外皮紫红、光滑且富有光泽者为佳。

3.断面可见油性丰富，外部没有杂质，闻之气微、食之味淡者为佳。

▶ 换着花样吃

1.酸枣仁参须茶：酸枣仁15克，红参须5克，红茶3克。将酸枣仁、红茶一起研磨成细粉末；红参须放入砂锅中，加入适量清水，小火煎煮2小时，去渣留汁，倒入酸枣仁及红茶粉末，调匀即可。温服，每日1剂，分2次服用完。本品具有养心补血、健脾益气、宁神定志之功，善治烦躁不安、心悸失眠、健忘多疑、神经衰弱、四肢倦怠等不适，尤其适用于中老年人。

2.酸枣仁饮：酸枣仁30克，冰糖适量。将酸枣仁与适量清水一起煎煮成汁，滤渣取汁，并加入冰糖继续煮，煮至冰糖溶化后即可饮用。代茶频饮，每日1次。此方可有效补阴养血。

▶ 健康赢在细节处

1.酸枣仁不适宜长时间熬煮，若是想要煮成粥，可以先将大米粥煮好，将熟时再倒入酸枣仁继续熬煮。

2.酸枣仁也可以炒过后再放入锅内煮汤或者煮粥，养心阴的效果会更明显。

助力小伙伴——柏子仁

柏子仁质润多脂，善走心经、大肠经，因此，其上可养心安神，下能润肠通便，多用于改善阴血不足、心神失养所致的心悸失眠、健忘多梦、习惯性便秘、产妇产后大便燥结等不适，甚至对抑郁症、焦虑症等精神类疾病有显著辅助性疗效，可经常食用。

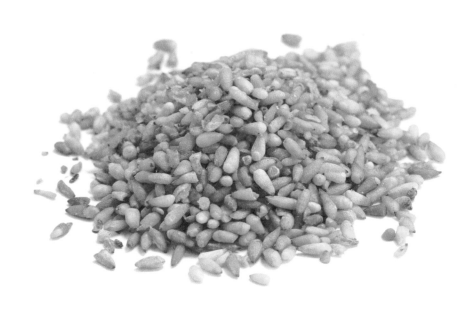

猪皮木耳汤，滋阴养血的保养品

猪皮木耳汤

材料：猪皮150克，水发黑木耳、油菜各50克，葱、姜、盐、酱油、植物油各适量，花椒、八角各少许。

做法：1. 猪皮清洗干净，放入沸水中汆烫一下，捞出，沥干水分，切成丝。

2. 油菜洗净，切成小段。

3. 黑木耳浸泡干净，撕成小片。

4. 葱切段，姜切片。

5. 起油锅，炒香葱段与姜片，倒入清水，加入花椒、八角、猪皮。

6. 水沸后，撇去浮沫，转小火煮约40分钟，捞出沥水，备用。

7. 另起锅，加入黑木耳、油菜、猪皮一起煮成汤。

8. 开锅后加入适量的酱油及盐调味即可。

用法：佐餐食用，每日1次，分服。

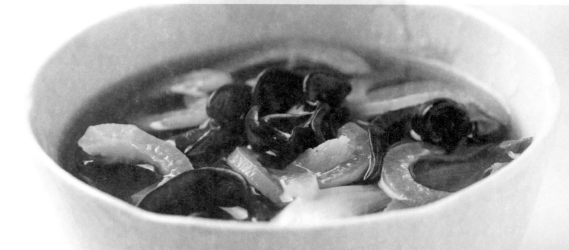

不少女性都爱吃猪皮，主要是基于它丰富的胶原蛋白。事实上，中医认为"凡皮皆能补脾"，脾胃乃后天之本，所以摄入适当的猪皮，有利于养血滋阴。以猪皮为原料加工成的皮花肉、皮冻、火腿等肉制品，不但韧性好，色、香、味、口感俱佳，而且对人的皮肤、筋腱、骨骼、毛发都有重要的生理保健作用。

▶ 猪皮小档案

别　　名	猪肤
性味归经	性凉，味甘，归脾、胃经
适用人群	阴虚、咽痛、下利者均可食用
食用禁忌	肝病、动脉硬化、高血压患者应少食
主要产地	江西、河北、辽宁、河南、山东等地

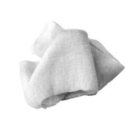

▶ 手把手教你处理食材

猪皮是一道营养价值很高的食材，但是猪肉皮上的细毛却很难清理干净。怎么办呢？这里教给大家两个方法。

1.将锅里的水烧开，把猪肉放进去烫一下，皮朝下放，水再开后把肉拿出来，趁热用猪毛镊子拔掉细毛。

2.用清水反复冲洗猪皮，再用边缘比较锋利的勺子，刮掉肉皮上的猪毛。

▶ 换着花样吃

1.红枣黑豆猪皮汤：猪皮250克，红枣8颗，黑豆200克，香菜少许，盐、黄酒各适量。黑豆洗净，浸泡12小时；红枣洗净、去核；香菜洗净、切小段；猪皮洗净，余水捞起，用刀刮去毛和油脂，冲净，切成菱形块；将适量清水倒入砂锅烧开，放入猪皮、黑豆、红枣、黄酒，大火煮沸，转小火煲2个小时，下盐和香菜调味即可。佐餐食用，每周2次，有利于滋阴、补肾、益气。

2.沙参玉竹猪皮汤：沙参30克，玉竹15克，陈皮3克，猪皮250克，盐适量。猪皮洗净，余水捞起，用刀将猪皮表面的毛和油脂刮净，冲洗，切成粗条状备用；沙参、玉竹洗净；陈皮泡软后刮去白瓤；将适量清水倒入砂锅烧开，放入所有材料大火煮沸后改用小火煲2个小时，下盐调味即可。佐餐食用，每周1次，有利于滋阴、美颜。

3.猪皮阿胶红枣汤：猪皮100克，阿胶15克，红枣10颗，红糖20克。猪皮洗净，余水捞起，用刀刮去毛和油脂，洗净，切粗条；红枣洗净，去核；阿胶捣成粉；将4碗水倒入砂锅烧开，下猪皮、红枣大火烧沸，转用小火炖至猪皮熟烂；下入阿胶粉、红糖，用小火慢熬，至红糖彻底溶化即可。佐餐食用，每周2次，早晚分服，有利于滋阴、养血、益气。

▶ 健康赢在细节处

1.为了确保猪皮容易煮烂，且营养价值不会大量流失，盐与酱油最好后放。

2.熬制猪皮过程中，要不断撇去浮沫，可保证肉皮的口感与鲜香。

3.肉皮炖汤喝，可以最大限度地保证它的营养成分不被破坏或者流失掉。

助力小伙伴——黑木耳

猪皮与黑木耳是不折不扣的"最佳拍档"，黑木耳具有补气养血的功效，能够增强猪皮的滋阴养血之功，发挥益寿强身的作用。

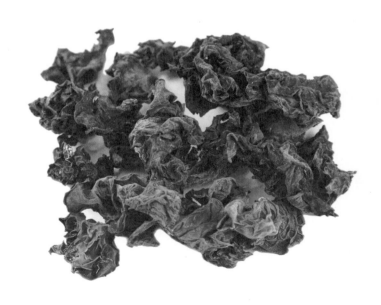

9 种养阴益阳食物认证

食物	性味归经	养阴益阳功效	食用禁忌	推荐美食
鸡蛋	性温，味甘，归脾、胃经	滋养脾胃、滋阴润燥，改善火气旺盛导致的口腔溃疡、形体消瘦、睡眠不佳等症	不可过多食用，每天 1~2 个即可	煮鸡蛋、苦瓜炒蛋、西红柿炒鸡蛋
鸭肉	性寒，味甘，归脾、胃、肾经	增强五脏气血，改善阴虚内热引起的便秘、食欲缺乏、干咳痰稠等症	素体虚寒、胃部冷痛、腹泻清稀、寒性痛经者少食	菊花老鸭汤
干贝	性平，味甘、咸，归肾经	滋阴补肾、和胃调中，能改善头晕目眩、咽干口渴、虚痨咯血、脾胃虚弱等症	一般人都能食用，儿童、痛风患者忌食	南瓜干贝汤
蜂蜜	性平，味甘，归脾、肺、大肠经	滋阴润燥，养阴润肺，润肠通便	痰喘证患者不宜用	蜂蜜水、蜂蜜柚子茶
核桃	性温，味甘，归肺、肾、大肠经	补肾固精，可改善脾肾亏虚所致的腰膝酸软、夜尿频多、须发早白等症	不宜一次吃太多，阴虚火旺者忌食	核桃粥、核桃黑芝麻糊、核桃炒韭菜
栗子	性温，味甘，归脾、胃、肾经	补肾健脾，改善腰膝酸软、手脚冰凉、脾胃虚寒等症	不宜多吃，以免胀气	糖炒栗子、栗子乌鸡汤
茴香	性温，味辛，归肝、肾、脾、胃经	暖身助阳，改善肾阳不足所致的腰膝冷痛、体倦无力、遗尿、尿频等症	阴虚火旺者应忌食	茴香红糖茶
猪肚	性温，味甘，归脾、胃经	补脾胃、调气血，改善脾胃亏虚所致的虚劳瘦弱等症	胸腹胀气、胀满者忌食	爆炒肚丝
黑芝麻	性平，味甘，归肝、肾、大肠经	补肝肾、润五脏，善治肝肾阴亏虚所致的眩晕、大便燥结、病后体虚、须发早白以及腰膝酸软、遗精、尿血等症	脾虚便溏、阳痿、滑精者应忌食	芝麻胡桃仁炖鸭

7种滋阴补阳草药认证

草药	性味归经	滋阴补阳功效	食用禁忌	推荐美食
麦冬	性微寒,味甘、微苦,归胃、肺、心经	滋阴清热,常用来治疗阴虚肺燥引起的干咳、咯血、胸痛、咽痛音哑、肺痿、肺痨等症	阳虚寒盛、脾虚便溏、外感风寒咳嗽者忌食	麦冬炒鸡腿菇
北沙参	性微寒,味甘、微苦,归肺、胃经	善补肺阴、清退虚热,可有效地改善阴虚肺燥所致的干咳少痰、咯血、咽干音哑等症,及胃阴虚所致的口干舌燥、大便燥结、干呕等不适	阳虚寒盛、腹泻便稀者忌食	北沙参粥
桑椹	性寒,味甘、酸,归心、肝、肾经	补肾护肝,可改善肝肾亏虚所致的头晕眼花、须发早白、腰膝酸软等症	脾胃虚寒、阳虚湿盛、大便溏稀及腹泻者忌食	桑椹炖乌鸡汤
益智仁	性温,味辛,归脾、肾经	温肾升阳,补脾养胃,适用于脘腹冷痛、遗尿、遗精、夜尿频多等症	阴虚、血虚体质者忌食,崩漏者慎食	益智仁粥、益智仁炖牛肉
菟丝子	性平,味辛、甘,归肾、脾、肝经	具有补肾阴和肾阳的双重功效,可固肾强腰、益精缩尿	阴虚内热、大便燥结、小便短赤者及孕妇忌食	菟丝子鸡肝粥
女贞子	性凉,味甘、苦,归肝、肾经	善补肝、肾之阴,可益精、补髓、固肾、明目,主治眩晕、耳鸣、腰膝酸软、须发早白等症	阳虚湿盛、大便溏稀者忌食	女贞子首乌糯米糍
淫羊藿	性温,味辛、甘,归肝、肾经	补命门、益精气、强筋骨,补肾壮阳,用于治疗男子阳痿不举、滑精早泄、小便不禁以及女子不孕等症	阴虚火旺、阳强易举者忌食	淫羊藿炖鸡汤、淫羊藿酒

动为阳，静为阴，动静结合调阴阳

《周易》认为，动则生阳，静则生阴。也就是说，运动使人生阳，可以增强精力；安静则可以降低人体消耗。但这并不是说『只静不动』或者『只动不静』就是好的，而是应该动静结合、刚柔并济。从某一角度看，动主要是在养形，静则养神，动静兼修则神形共养，体内的气血流通顺畅，阴阳得以平衡，促进身体健康。

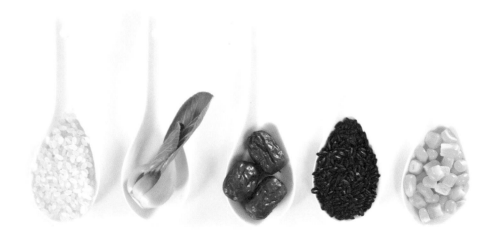

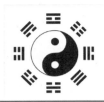

换种方式站着，阴阳站一起

人的脚上有 6 条重要的经络通过，通过脚的调节，虚弱的经络就会感到酸痛，同时也得到了锻炼，经络对应的脏腑和它循行的部位也就相应得到了调节。简单的一个站立动作，就可以锻炼到身体重要的 6 条经络，促进阴阳平衡；还可使意念集中，将人体的气血引向足底，对于高血压、糖尿病、颈腰椎病等诸多疑难病都有立竿见影的疗效，对于足寒症更是效果奇佳，并可以迅速地增强人体的免疫力。随着站立时间的延长，头重脚轻的感觉没有了，睡眠质量大大提高，头脑清楚了，记忆力也明显增强了。

▶ 站桩，调和阴阳保健康

站桩，就是在顺应大自然的规律，调节着我们自己的身体。站桩看似简单，却具有一定的诀窍。吸气的时候，需要提肛，脚趾抓地时，舌头需要抵住上腭。其实，舌头此时抵住的是天地之间的精华之气，通过舌尖，直冲头顶的百会穴。

呼气时，注意放松，将观念集中到肚脐下 3 寸处，让所有的精华之气又沉入此处。站桩的这些呼吸配合，其实就是让体内的清气上升、浊气下降，继而调理全身的气机，使得机体内阴阳达到平衡状态。

【运动方法】

1.屈膝开步，两脚间距与肩同宽，放松。（图1）

2.劲起于两脚，两掌随之向上抬起，手掌心朝下。（图2）

3.待两掌与肩同高时再向下沉肘带腕，边向下按边回收两掌至腹前，掌指向前，掌心向下。两掌向上时吸气，向下时呼气，如此反复。（图3）

4.还原到自然站立姿势，调整呼吸。

【功效】调节身体阴阳平衡，调理全身气机。

【注意事项】选择清幽雅致的环境，温度适宜，最好是室外，多接触大自然更好。时间不受限，量力而行，逐渐延长站桩的时间。

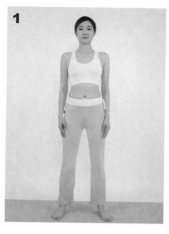
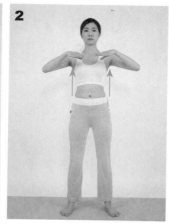
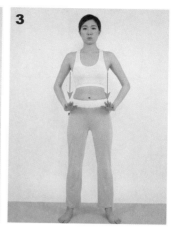

▶ 金鸡独立，养护肾阳补虚损

现在不少人在运动健身时都喜欢做金鸡独立，锻炼身体的平衡性与对抗性是一方面，更多的是为了养生保健，尤其可养肾护肾。

中医认为，人体的足部有6条重要的经脉通过，金鸡独立首先锻炼了脚，这6条经络对应的脏腑与循行部位必然会得到相应的刺激，尤其是肾及肾经。因为肾与肾经主下肢气血循行，经常练习金鸡独立，注意力全部集中于脚底，气血便会向下流注，这时肾经上的垃圾会被带走，同时营养会被引入，气血循行变得顺畅，这在一定程度上将会起到调和阴阳、强肾补虚之功效。

【运动方法】两眼微闭，两手自然放在身体两侧，任意抬起一只脚。没有时间限制，能站立多久就站立多久。（图4）

【功效】金鸡独立可以很好地引血下行、引气归元，从而将气血归于肝经上的太冲穴、肾经的涌泉穴、脾经的太白穴等，使肝、脾、肾阴阳调和，恢复正常的生理功能。

【注意事项】

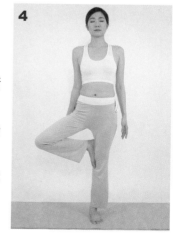

1. 中途千万别睁开眼睛，否则身体会因失去平衡而站不稳。

2. 重心下沉以支撑脚，对侧手牵引着对侧膝盖抬起，同侧手下按至同侧胯。

3. 刚开始练习时身体难免会摇晃，多练习几次就能站稳了。

正确呼吸，
静养阴阳

呼吸是人的一种正常的生理现象，同时又是重要的养生之道。但很多人的呼吸太短促，往往在吸入的新鲜空气尚未深入肺叶下端时，便匆匆地呼气了，这样等于没有吸收到新鲜空气中的有益成分。尤其是长期坐办公室的人，由于呼吸不到位，经常出现头晕、乏力、嗜睡等办公室综合征，阴阳失衡也就在所难免。这里教给大家两种简单的呼吸法，对调节体内阴阳平衡很有帮助。

▶ 腹式呼吸，调阴阳、排垃圾

腹式呼吸能够促进我们身体内的血液流通，顺利地将我们体内的垃圾排出，在一呼一吸之间，相当于给肠胃做了按摩，能够更好地调理脾胃，促进阴阳平衡，帮助身体维系健康。

【运动方法】

1.仰卧，双膝弯曲，双手置于肚脐处，令小腹收回，同时用脚尖支撑，抬起臀部，呼气，小腹瘪；放下臀部，吸气，小腹鼓。（图1、2）

2.平躺，双手放在枕部，双膝弯曲。身体往左侧倾倒，呼气，小腹瘪；还原，吸气，小腹鼓。身体往右侧倾斜，呼气，小腹瘪；还原，吸气，小腹鼓。（图3、4、5、6）

3.平躺，深吸一口气，小腹慢慢鼓起，屏住呼吸直至坚持不住，再慢慢呼气，

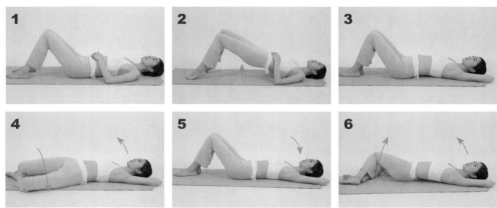

小腹慢慢恢复平缓。（图7）

【注意事项】

1. 呼吸要深长而缓慢，用鼻吸气，用口呼气，呼吸过程中如有口津溢出，可徐徐下咽。

2. 一呼一吸掌握在15秒左右，即深吸气3~5秒，屏息1秒；然后慢呼气3~5秒，屏息1秒。

3. 每次操作5~15分钟，做30分钟最好。

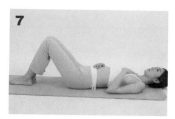

▶ 调节阴阳还可以试试静呼吸

书中有言，"不生不化，静之期也"。这句话就是在告诉我们静养生的重要性。通过这种方式，我们的新陈代谢速度势必变慢了，就像乌龟在慢慢地爬行，虽然慢，但长寿。所以，我们通过极低的代谢呼吸，可以让阴阳在无形中变得平衡，并让生命及健康都步入慢节奏的状态中，达到强身健体、延年益寿的功效。

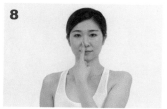

【运动方法】

1. 静坐，左手手指按住右边的鼻孔，只用左边的鼻孔吸气。（图8）

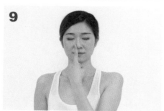

2. 闭上眼睛，慢慢地吸气，想象我们吸入的空气是有颜色的。若是想释放压力，就想象我们吸入的是绿色、蓝色的空气；若想让心情欢快明朗起来，可以想象一下我们吸入的空气是橙色、黄色、紫色的。（图9）

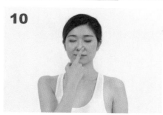

3. 当我们感觉肺部空气已经饱和，可以换另一侧鼻孔呼吸。屏住呼吸，想象身体内所有污气都集中在鼻孔内，随着呼气顺利地排出体外。（图10）

4. 坚持1分钟的静呼吸后，可以平躺，将双手放在身体两侧，保持缓慢均匀的呼吸。（图11）

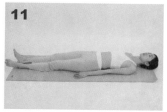

5. 将双手手臂慢慢举起，手臂贴着双耳，手指触碰床头，坚持10秒左右。（图12）

【注意事项】注意呼吸的节奏，至少要坚持7秒的吸气、8秒的呼气。每次练习至少保持2分钟。

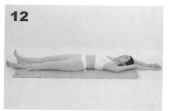

松静调息功，
阴阳平稳烦恼去

　　松静自然，动静兼修。所谓的松就是指精神与形体都能得到放松，静则指思想与情绪上的安静。松静养生，是比较传统的精功功法，要求做到全身心放松，继而达到入静。在松静的基础上再做好调息，可以有效地调节阴阳，保证身心健康。

　　阳气，生命活动的原动力，人们日常生活中所进行的一切活动都需要消耗一定的阳气，一旦消耗过度，健康就会受损，甚至就连过度的思维活动或者整日心烦意乱、杂念太多，同样也会消耗我们体内的阳气。所以，建议大家常练松静调息功，有利于控制阳气的消耗。下面，介绍两套松静调息功法，以便大家参考。

▶ 松静听息法，神经不衰弱

　　松静听息法，因为出自庄子，所以又名"庄子听息法"。听息的意思就是仔细聆听自己的呼吸之气。初次尝试时，仅用耳根，不用意识，不是用这个念头代替那个念头，更不是专心死守鼻腔或者肺部，也不是听鼻中的声音，而是应该让自己感觉一呼一吸的下落，别错过任何一声"叹息"。

　　在这一过程中，我们只关注一呼一吸，不要刻意用意识去支配它。慢慢地，你就会达到神气合一、杂念全无，连呼吸都忘了，逐渐进入睡眠状态，这时神经得到了静养，神经衰弱都能被改善。若是想睡觉了，一定要趁机熟睡一番，切不可勉强提神而与睡意抗衡，这样无疑会损害健康。

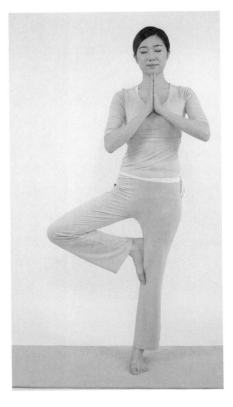

瑜伽讲究松静听息，使你的身心放松，释放压力与苦痛。

睡醒了以后可以再从头做做听息法，甚至可以到树木多、空气新鲜的地方站着做几分钟深呼吸，也可以顺手做做柔软体操或打打太极拳等，但一定要记得适可而止，别让身体太疲劳。紧接着，回到房间内坐下来或者躺下来，继续做听息法，有可能还会想睡觉哦。

▶ 松静胎息法，吐故纳新

胎息，就是仿照胎儿的呼吸，通过呼吸锻炼与意念控制来增强并储存好体内的阳气，进而达到休养生息、吐故纳新等作用，这就是一种强身健体、祛病防病的静功法。胎儿通过脐带享受着母体之气，并用母体之气帮助自身生长发育起来。母体之气在胎儿体内循环叫"内呼吸"，出生后就得用口鼻来呼吸，这就叫作"外呼吸"。宝宝出生以后，脐带被剪断了，外呼吸不得不取代内呼吸，进而形成了"虽有呼吸往来，不得与原始祖气相通"的局面。

胎息法，非一日练成，初学者必须由浅入深，持之以恒，逐渐练就胎息的境界。具体方法如下：

1.鼻吸气，吸多少根据自身情况而定，越多越好。（图1）

2.闭气，心中从1默数到120，然后从口中慢慢地呼出气。（图2）

3.反复进行"鼻吸气－闭气－口呼气－鼻吸气"，

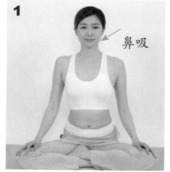
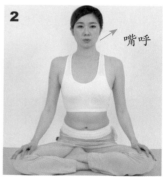

并逐渐延长闭气的时间，心中默数的数字也可以逐渐增大，最终达到默数上千。

做好这套功法有一个重要的诀窍，那便是吸气要多，呼气要少，呼吸时极其轻微，甚至自己都不能听到一点呼吸声。那么，我们如何判断自己的呼吸是否符合标准呢？其实也不难，你只需要准备一根羽毛或者细线，放在口鼻前面，吐气时羽毛或者细线若是不动，说明呼吸轻微，也就证明你的呼吸符合标准。

除此之外，你还需要做到排除杂念。刚开始，不容易做到的，但你若是坚持下来，时间久了，杂念自然会减少，呼吸也会变得均匀，情绪逐渐稳定，整个人变得越来越舒适，每次做完功法也会感觉活力四射。

久坐一族
养阳动起来

现如今，久坐一族是城市生活的主旋律，走进办公室，大部分员工都是对着电脑，久坐一天。对着电脑本就很伤肝，若再长时间坐着，不起来活动，极易导致气血淤滞，进而使人体出现多种不适。所以，当我们坐着办公超过1小时，就应当起来运动运动，以促进气血循行，改善阴阳失衡，远离疾病与不适。这里给大家介绍两种简单有效的保健操，每天只需几分钟，对改善气血、调和阴阳大有帮助。

▶ 上班时的简易操，促进气血循行

适合上班做的简易运动肯定是相对简单的，还得不受时间与场合的限制。下面这套简易操就可以从第一个步骤一直做到最后一个步骤，一气呵成，当然，也可以选择其中的一两个动作来练习，均可以疏通经络、舒筋松骨，改善久坐工作者的气血循行，调和阴阳失衡状态，缓解疲劳，促进身体健康。

【运动方法】

1.掌心贴着面庞，从下至上轻轻地推揉面部，从嘴角开始，经过鼻翼、额头、太阳穴，直达耳前。（图1、2、3）

2.手指微微弯曲，自下而上擦拭，经过额头、头顶、枕部直接到达颈部。（图4）

3.手掌捂住耳朵，用力挤压，迅速张开手掌，至耳道产生振动即可。（图5）

4.双手十指交叉，置于后脑勺处，头微微低下，尽量贴向颈部，保持10秒钟左右即可。（图6）

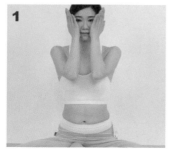 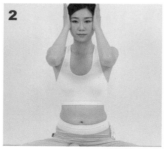 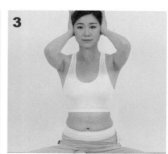

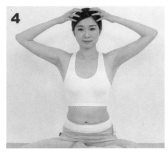 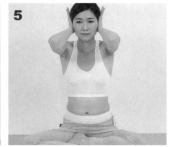 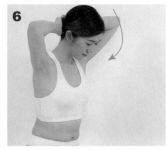

【功效】缓解疲劳不适，调理身体阴阳平衡，促进身体健康。

▶ 车内健身操，调阴阳不疲劳

生活中，上班需要坐着，开车同样需要坐着，这样一来，极容易阴阳失调。与其堵车时憋闷得难受，不妨做一些简易操来锻炼身体，疏通经络，改善气血循行，阴阳自然也就平衡了。

【运动方法】

1.手臂抬起放在脑后，左手抓住右手肘，右手抓左手肘，低头向下，深呼吸，坚持10秒后恢复正常坐姿。（图7）

2.坐在车座位三分之一处，使得身体与车座留有较大的空间，后背尽量后仰，同时双手抓住车座位后背，用力向前推出胸部。（图8）

3.保持坐姿，上身尽量挺直，垂肩坠肘，右手放在方向盘上，左手后伸至椅背，用腰部力量转动腰部。再反方向做一遍相同动作。（图9）

【功效】长期坚持练习，有利于改善气血循行，从而确保阴阳平衡，健康也能得到保障。

【注意事项】在做第二个步骤时，最后别忘了尽量把头抬高，最好能使脸抬高呈45°。

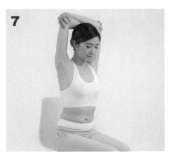 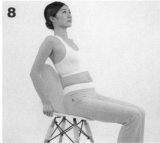 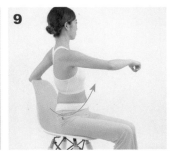

阴阳失调，常做阴阳平衡操

阴阳失调有损健康，阴阳平衡才能保健康。下面这套阴阳平衡操就能及时调整好我们已经失调的阴阳，甚至可以提前预防阴阳失衡的产生。

【运动方法】

1.端坐，全身心放松，屈膝，脚心相对。（图1）

2.手抓脚尖，将脚后跟尽力拉向会阴处，目视前方，挺直脊柱。（图2）

3.调整呼吸：呼气时，以腰为重心，身体慢慢下弯，上半身尽可能地找向地面，同时手肘部贴近膝盖窝，尽可能地将两膝盖压向地面；吸气时，则以腰为重心，让身体慢慢地离开地面，抬起上身，直起脊柱。下弯与抬起的过程中保持自然呼吸20秒左右。（图3）

4.改为跪坐，跟着呼吸的节奏，将身体后弯，腹部收紧，大腿的股四头肌与臀部都保持紧绷状态，坚持20秒，复原。（图4）

5.调整呼吸，呼气时右手放在右脚脚跟上，手掌朝下，手指朝后。换另一只手做相同动作。吸气时双手朝着脚掌方向用力，并向前推出胸部，保证骨盆与地面垂直，这一姿势需要坚持20秒左右。（图5）

【功效】刺激全身经络，调整身体阴阳平衡。

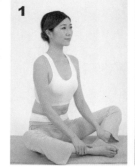
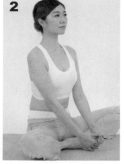

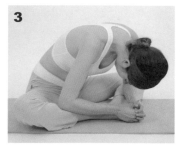
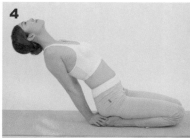
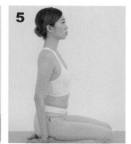

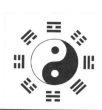

没事多撞背，
打通"阳"光大道

腹为阴，背为阳，撞击后背可以提振阳气。不仅如此，督脉也在我们的后背。督脉是阳脉及全身经脉之海，是十二经的纲领和动力。它是肾气、肾水之通路，能调节阴阳，交通心肾，充养髓海，对全身阳经的气血起到调节作用。

【督脉循行部位】

起于胞中，下出会阴，沿脊柱里面上行，至项后风府穴处进入颅内、络脑，并由项沿头部正中线，经头顶、额部、鼻部、上唇，到上唇系带（龈交穴）处。（右图）

【运动方法】

1.选择一面墙或柱子站立，双脚分开，与肩部同宽。

2.上身微微弓起，向后撞击，力度适中。

【功效】提振阳气，调节阴阳。

【注意事项】撞击后背时以有震感且无痛感为宜，每次做36次即可。

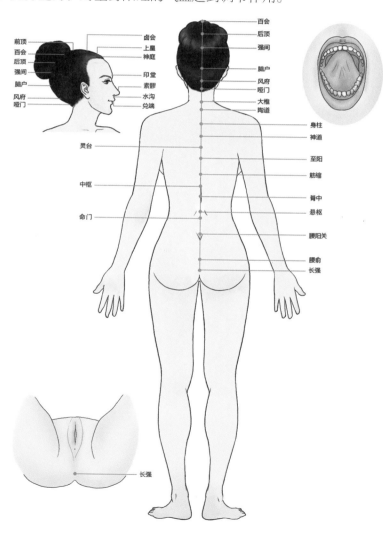

五脏
导引法

运动使人健康，但是锻炼不能局限于身体肌肉，还应该锻炼我们的五脏。经常且合理地锻炼五脏，气血自然就会集中到五脏之中，五脏的气血也就会很充足，经络畅通，五脏的阴阳也就能保持均衡，健康也会更多一些。

▶ 明目养肝法

肝开窍于目，眼主要与肝有关。此法疏理肝气和肝经，在此基础上有利于调节肝脏的阴阳平衡，因肝胆相照，因此对胆壁粗糙、胆囊炎、胆结石、胆囊肿等均有效。另外，上下眼皮属脾，内外眼角属心，白眼珠属肺，瞳孔外的黑眼珠为肝，瞳孔属肾。故眼睛与五脏皆通，经常做明目养肝动作，还能安五脏。

【运动方法】轻闭双目，双手半握拳（食指、中指能碰到大鱼际），拇指按于太阳穴，用食指关节轮刮上下眼眶，共做36次；然后双手移开，转动眼球，顺时针18圈，逆时针18圈即可。（图1、2、3、4）

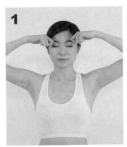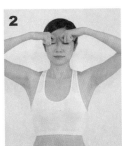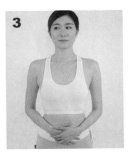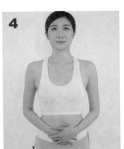

【注意事项】

1. 刮眼眶不是简单的刮眼皮，轮刮上下眼眶的速度也不宜太快。

2. 眼底出血、视网膜脱落者只需轮刮眼眶，不用转动眼球。

▶ 运舌养心法

舌为心之苗，心主神明。因此，经常做这套运舌养心运动，有利于调节舌头的灵活度，进而疏通心经，调节心脏阴阳平衡。

【运动方法】收心安静下来，以舌尖洗外牙龈 36 次，等口内唾液满了，分 3 次咽下，第一口咽入上焦（心肺），第二口咽入中焦（脾胃），第三口咽入下焦（肝肾）。然后轻咬舌尖 6 次，待虚火外出即可。（图 5、6）

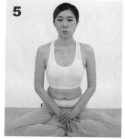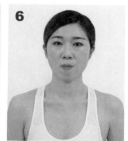

【注意事项】不要忘记最后要轻咬舌尖，力度可自行把握，不痛即可。

▶ 摩腹健脾法

腹为脾之大主，也是人之大主，还是人体最大的反射区。摩腹可调节五脏六腑的阴阳平衡，对头晕、四肢乏力、饭后易困、胃炎、胃溃疡、胃下垂、子宫下垂、肛门脱垂、小肠疝气及下肢肿痛等有效。

【运动方法】双手掌心搓热，两手相叠，两劳宫穴相对，男左女右，以手心劳宫暖肚脐 1 分钟左右；然后绕肚脐做顺时针和逆时针旋转，顺逆为 1 次，一共做 36 次即可。（图 7、8、9）

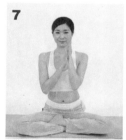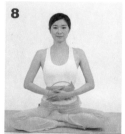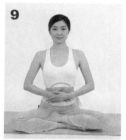

【注意事项】

1. 搞清楚顺时针与逆时针的方向。

2. 先搓热双手，再暖和肚脐。

3. 双手绕肚脐周围做顺逆时针旋转时，力度一定要适中，既要做到有渗透性，还得让自己感觉舒服。

▶ 搓鼻润肺法

肺主气，司呼吸，上开窍于鼻，为五脏中外邪入侵的第一道门户。经常做这套功法，有利于调节肺脏的阴阳平衡，缓解哮喘、肺气肿、肺炎、肺心病等病症，同时能够对鼻腔起到保护作用，积极地改善过敏性鼻炎、鼻窦炎、额窦炎、感冒等症。

【运动方法】双手空握拳，以双手拇指关节从印堂穴沿鼻翼两侧向下打圈，搓至鼻唇沟处，共做36次。然后用双手拇指关节稍用力搓擦鼻两侧，自上而下。（图10、11、12、13）

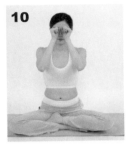 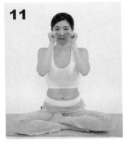 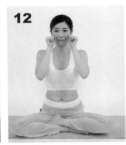 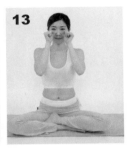

【注意事项】

1. 不是用手心搓鼻孔，而是用拇指关节搓擦鼻两侧。

2. 双拇指关节从印堂穴沿鼻两侧是打着圈下来，不是直接揉下来或刮下来。

▶ 缩阴固肾法

经常做这套固肾功法，有利于固肾气、调节肾脏阴阳平衡，帮助身体及时恢复元气。

【运动方法】自然站立，用鼻子吸气的同时收缩前后二阴，暂停2秒钟。然后用口呼气同时放松全身，共做72次。（图14、15）

【注意事项】使用正常的呼吸来完成功法，也就是吸气时收肚子，呼气时鼓肚子，这与腹式呼吸是不一样的。

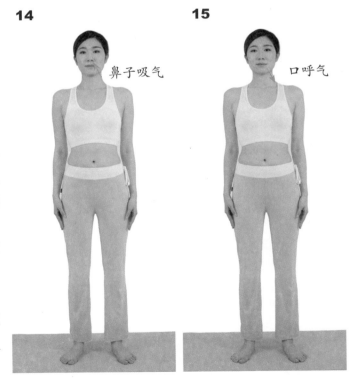

鼻子吸气

口呼气

常练吹字功，
调节肾之阴阳

随着养生保健理念走进千家万户，养生方式或保健方法层出不穷，其中"吹"字功就很独特！

当嘴里发出"吹"音时，五趾抓地，足跟着力，肾经之气从足心涌泉穴上升，有利于保证肾气充盈，促进气血循行，达到补肾养肾之功效。另外，肾为寒水之经，节令属冬，而"吹"有利于祛寒，可固肾益精，调节肾之阴阳。

【运动方法】

1. 自然站立，两脚自然分开与肩同宽，两膝微屈，头正直，含胸收腹，腰背挺直，手臂自然下垂，双肘微屈，两手掌轻轻地靠在大腿外侧，全身放松，两眼直视前方。（图1）

2. 深深吸气，再慢慢呼气，同时嘴里发出"吹"字音，足五趾用力抓地，脚心空起，两臂从体侧缓缓上抬，向前划弧经过体前抬至前胸锁骨处，两臂呈抱球状，两手心相对。（图2）

3. 双膝弯曲，身体慢慢下蹲，上身依然保持挺直，两臂自然下落，呼气时两手落在膝盖上。（图3、4）

4. 再慢慢吸气，同时慢慢站起，两臂自然下垂于身体两侧。（图5）

【注意事项】

发"吹"字音时必须配合呼吸，在一呼一吸之间，浊气被排出，清气得以进入体内。

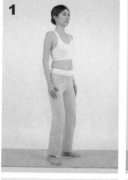

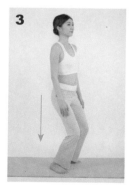

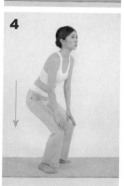

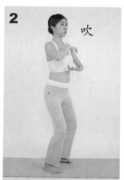

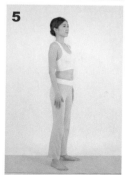

常练嘘字功，
阴阳不失调

"嘘"字功也是补气六字诀之一，口型为上下唇微合，产生横向紧绷的感觉，舌尖向前并向内微缩，上下齿有微小细缝。中医认为，"嘘"字功对应肝脏，长期练习，有利于排出肝脏内的浊气，从而保证体内气血充盈，泻肝火的同时补肝气，补元气的同时养肝阳。

【运动方法】

1. 两手松开，掌心向上，小指轻贴腰际，向后收到腰间，目视前方。（图1）

2. 两脚不动，身体左转90°；同时，右掌由腰间缓缓向左侧穿出，约与肩同高，并配合口吐"嘘"字音；两目渐渐圆睁，目视右掌伸的方向。（图2、3）

3. 右掌沿原路收回腰间，同时身体转回正前方，目视前下方。（图4）

4. 身体右转90°；同时，左掌由腰间缓缓向右侧穿出，约与肩同高，并口吐"嘘"字音；两目渐渐圆睁，目视左掌伸出的方向。（图5）

5. 左掌沿原路收回腰间，同时，身体转回正前方，目视前下方。（图6）

【注意事项】

1. 如此左右穿掌各3遍。本式共吐"嘘"字音6次。

2. "嘘"字吐气法：发音吐气时，嘴角后引，槽牙上下平对，中留缝隙，槽牙与舌边亦有空隙，让气从槽牙间、舌两边的空隙中呼出体外。

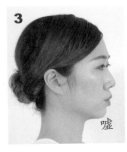
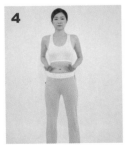
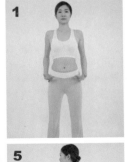
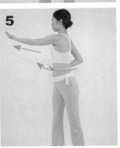
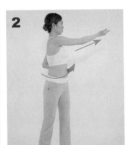
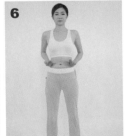

Part 6

顺时养生，阴阳分清

养护人的生命，即为养生。『顺之则昌，逆之则亡』，可见养生就得顺应自然，尤其是顺应春夏秋冬、十二时辰的规律，乃至气候特征来调理机体阴阳。简言之，就是要顺时养生，真正做到防寒避暑、早睡早起等，达到显著的养生保健之功。

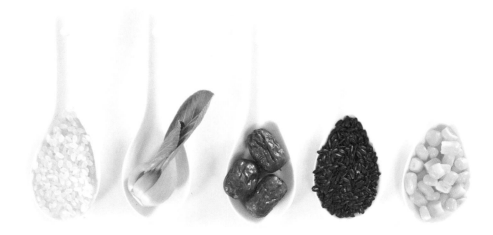

春起生机，
生发阳气

一年之计在于春。春天，气温回升，自然界的阳气逐渐生发，人体内的阳气也跟着生发。此时阳气越来越充足，天气也一天比一天热，人特别容易出汗。出汗时，毛孔呈舒展打开状，风寒之邪容易伺机侵入人体内，继而损伤我们的阳气。因此，春季养生应以养阳为主，以免阳气受损带来诸多身体不适。

▶ 春季多喝粥，吃出阴阳和

春季要养阳气，就不能贪吃寒凉之物，尤其是女性朋友，本身体质偏阴性，阳气相对不足，若是春季不管不顾地贪吃寒凉之物，就会进一步损伤阳气，导致身体亏虚。这里所谓的寒凉之物不单单指雪糕、冰饮料等，还包括性质寒凉的食物，比如西瓜、梨、绿豆、苦瓜等。

健康美食·品鉴——生姜粥

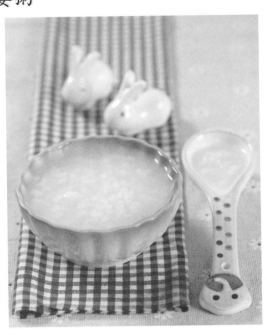

春季养阳，可以在饮食中多加点葱、蒜、生姜等。它们性质温热，有助于发散阳气，发挥养阳功效。

◆ **配方**：生姜 15 克，粳米 100 克，清水 1000 毫升。

◆ **做法**：将生姜洗净，切末；将粳米淘洗干净，一起入锅，加水，大火煮沸后改用小火煮成粥即可。

◆ **用法**：每日 2 次，温热服食。

◆ **功效**：温中散寒，促进阳气生发。

健康美食·品鉴——荠菜粥

为了平衡阴阳，春季还应该多吃些时令蔬菜，其中荠菜最相宜。荠菜味辛、甘，对脾、胃、肺均有养护作用，尤其能强五脏之阴精。因此，春季多吃些荠菜，在养阳的同时可兼顾滋阴，促使阴阳保持平衡状态。

◆配方：荠菜90克，粳米100克。

◆做法：将鲜荠菜挑选干净，洗净，切成2厘米长的段；将粳米淘洗干净，放入锅内，加水适量；把切好的荠菜放入锅内，大火煮沸，转用小火熬煮至熟即可。

◆用法：每日1次，温热服食。

◆功效：滋阴养阳，有利于促进身体的阴阳平衡。

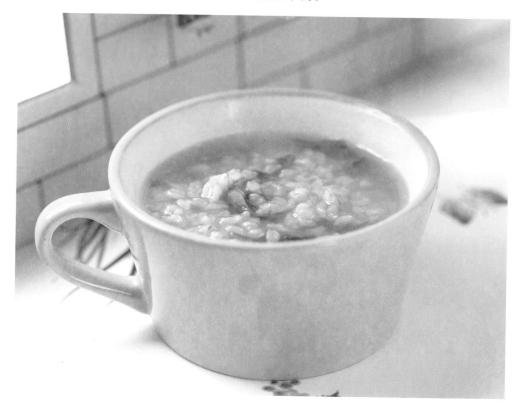

美食万花筒——荠菜包子：荠菜与猪肉剁成馅儿，加入调味料，之后再像做其他包子一样做出来就行。

▶ 春季补肝三式，阴阳不失衡

　　春季，万物萌发，适当运动有助于肝气生发，并能更好地吸收天地间的阳气。建议大家在春季多进行一些户外运动，去郊外踏青、放风筝，或者散散步、打打球、打打太极等，能促进气血循行、畅达心胸、疏散抑郁、怡情养肝，还能增强心肺功能，提高身体素质，减少疾病的发生。如果没时间去户外运动，也可练习下面这套春季补肝三式运动，调节阴阳的效果也很好。

　　【动作解读】

　　第1式：食后片刻，取坐式，两手掩口，闭气，摩面30~50遍，至面部感觉温热为宜。（图1、2）

　　第2式：正坐，两手十指交叉，放于脑后，用力对拉。然后叉手至颈后，头后仰，使颈项与手用力抗争。（图3、4）

　　第3式：坐式，两手掌重叠，用力按压一侧大腿，左右交替进行。（图5、6）

　　【功效明析】第1式：可使血脉流通，面泽光润，明目。第2式：可祛热毒风邪，治肩疼、头晕目眩等。第3式：可祛腰间风邪之气，兼有明目作用。

　　【细节点拨】服饰应宽松些，便于形体舒展，畅通气血。

　　【借力助推】春季补脾式：坐式或立式，闭气，两手交替用力做拉弓射雕姿势。（图7）可祛胸膈结聚、外感风邪及脾脏诸疾，大大提高补肝护肝的效果。

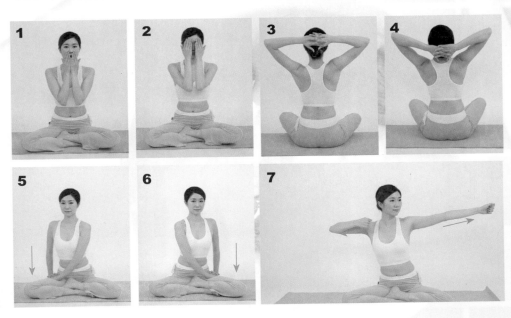

▶ 推拿肝经，让肝阳顺利生发

春季是肝阳生发的季节，如何才能让肝阳顺利生发呢？教给大家一个好方法，就是推拿肝经。推拿肝经，可使肝经经气正常运行，肝脏发挥正常的生理活动，这样肝阳才能顺利生发。

【经络早知道】

足厥阴肝经起于足大趾爪甲后丛毛处，下至足大趾外侧端（大敦穴），沿足背向上，至内踝前1寸处的中封穴，向上沿胫骨内侧前缘，在内踝上8寸处交出足太阴脾经之后，上行过膝内侧，沿大腿内侧中线进入阴毛中，绕阴器，抵少腹，上行至章门穴，循行至期门穴入腹，挟胃两旁，属肝，络胆。向上穿过膈肌，分布于胁肋部，沿喉咙之后，向上进入鼻咽部，上行连于目系，出于额，直达头顶部，与督脉交会于巅顶百会穴。

【推拿手法】

1.手法以轻柔和缓为主，顺着肝经的循行方向，推拿腿部、胸腹部20分钟，有利于补肝。

2.如果肝火比较旺，建议逆着肝经方向推拿腿部、胸腹部5~10分钟，可泻肝火、息肝风。

【经络搭配】肝胆相表里，在经络上亦是如此。足厥阴肝经与足少阳胆经互为络属、互为表里、密不可分。所以，经常推拿足少阳胆经，同样可以起到养护肝脏的作用。

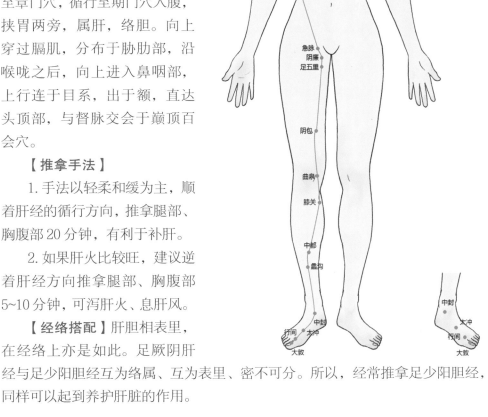

▶ 按摩特效穴位，养肝助生发

中医认为，肝主疏泄，管理全身气机，调节着人体精、气、神、血等的运转。经常按摩肝经上的相应穴位，可舒畅肝气，郁结之气消散，心情也会跟着舒畅起来。同时，还有利于调养肝阳，助阳气生发，调节机体阴阳平衡，确保身心健康。

【看图找穴】

1.肝俞穴：位于人体的背部脊椎旁，第9胸椎棘突下，左右2指宽处（或第9胸椎凸骨下，左右旁开1.5寸）。取穴时，先找到第7胸椎，两肩胛骨连线中点，向下数2个棘突，其下旁开2横指。（图1）

2.胆俞穴：在背部，第10胸椎棘突下，后正中线旁开1.5寸。取穴时，找到第10胸椎棘突，其下旁开2指宽处。（图2）

3.章门穴：在腰部两侧，于第11肋游离端的下方。取穴时，屈肘合腋，肘尖正对的地方就是。（图3）

4.期门穴：在胸部，第6肋间隙，前正中线旁开4寸。取穴时，先找到巨阙穴（在肚脐上6寸处），然后顺着乳头垂直做一条直线，在这条直线与巨阙穴水平相交的位置就是期门穴。（图4）

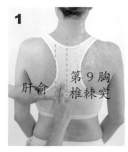
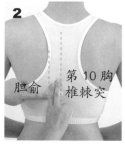
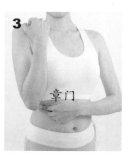
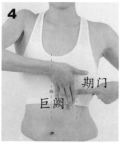

5.三阴交穴：位于内踝尖上3寸（4横指），胫骨内侧面后缘。取穴时，正坐，屈膝，从内踝尖向上量取4横指，食指上缘与小腿中线的交点处即是。（图5）

6.太冲穴：位于足背，第1、2跖骨结合部之前凹陷中。取穴时，用手指沿第1和第2脚趾之间的缝隙向上移动，以感觉到动脉跳动处即是。（图6）

7.悬钟穴：在小腿外侧，外踝尖上3寸，腓骨前缘。取穴时，正坐，从外踝尖向上量取4横指，腓骨前缘，按压有酸胀感处即是。（图7）

8.太溪穴：位于足内侧，内踝高点与跟腱后缘连线的中点凹陷处。取穴时，正坐，平放足底，在足内侧，内踝后方，当内踝尖与跟腱之间的凹陷处。（图8）

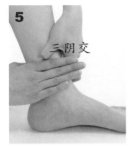 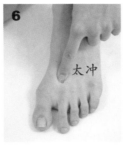 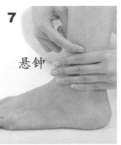 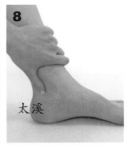

【按摩手法】

1. 双手拇指指端分别按揉被按摩者两侧的肝俞穴、胆俞穴，至穴位处感觉酸胀为宜。（图9、10）

2. 手掌置于腰侧，然后快速推按章门穴，力度不宜过大，至局部感觉温热为宜。用同样的方法按摩另一侧章门穴（图11）

3. 双手微握拳，轻轻地敲打胸腹部两侧的期门穴2~3分钟，至局部感觉温热为宜。（图12）

4. 手持按摩棒按揉对侧的三阴交穴，用力稍重些，至局部产生酸胀感为宜，左右腿交替按摩。（图13）

5. 用拇指指端或者按摩棒重力按揉太冲、悬钟、太溪穴各2~3分钟，两脚交替按揉。（图14、15、16）

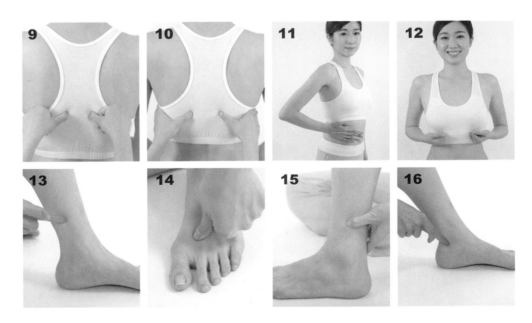

暑湿伤阳，
夏天保护阳气

夏季气候炎热，是阳气最充足的季节，那为什么还要养阳呢？因为夏天的阳气是浮于外的，阴气才藏于内。而且夏季温度高，出汗多，容易损伤阳气。另外，为了避暑，人们总爱躲在空调房内，或者贪恋冷饮、冷食，体内的阳气耗损难免增加，使身体出现诸多不适。

▶ 夏季饮食清淡，养阳又清热

炎炎夏日，出汗多，水分流失比较严重，因此要随时补充水分，其中温开水就是最好的选择。

健康美食·品鉴——荷叶玉米须粥

荷叶，性平，味苦涩，具有清热利湿、升发清阳的作用。夏季燥热之时，不妨取些荷叶入膳食，比如煮粥、煎水代茶频饮等，既可以清热解毒，还能减肥消脂。

◆ **配方**：荷叶 1 张，玉米须 30 克，红小豆 40 克，糯米 100 克。

◆ **做法**：将荷叶洗净，切成块；玉米须、红小豆均洗净。将荷叶、玉米须、红小豆一起放入砂锅中，加入适量清水，大火烧开后改用小火煮 15 分钟，去渣取汁。将糯米与药汁、适量清水一起放入砂锅中，小火煮至米烂即可。

◆ **用法**：空腹温服，每日 1 次。

◆ **功效**：本品具有消暑、升阳之功，可以消除夏季暑热暑湿。

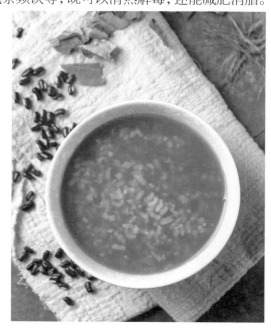

健康美食·品鉴——红绿豆汤

绿豆味甘，性寒，归心、胃经，有利于清热解毒、消除暑热，是夏季滋阴养阳的好食材。食用绿豆最好的方法就是将绿豆熬汤，尤其是身体有热毒的人，最好喝点浓浓的绿豆汤，清热解毒的效果很好。

◆**配方：**红小豆、绿豆各 50 克，粳米 100 克。

◆**做法：**将红小豆、绿豆、粳米分别洗净，沥干水分，倒入锅内，加入适量清水，没过食材 2 厘米左右。大火煮开后改用中火，继续煮约 20 分钟，待红小豆、绿豆软烂即可。

◆**用法：**空腹温服，每日 1 次。

◆**功效：**消除暑热，滋阴养阳。

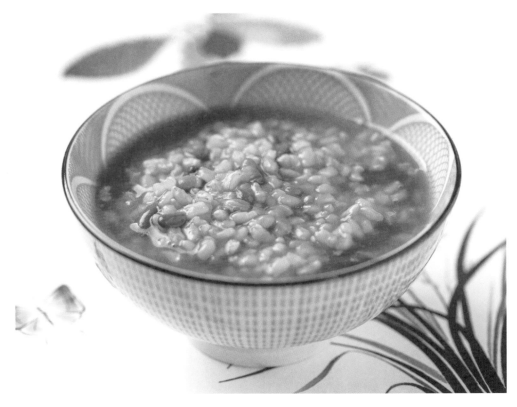

美食万花筒——不要红小豆和粳米，直接煮绿豆做成绿豆汤也可以，调入冰糖或者蜂蜜味道会更棒哦。

▶ 夏季补心三式，补阳还消暑

夏季属火，火气通于心，心性本就属阳，这就需要我们注重养心，以避免夏季的炎热干扰心神。建议大家在清晨或黄昏阳光不强烈的时候做一些低强度的运动，来帮助养心安神。下面这套夏季补心三式就是理想的运动方式。

【动作解读】

第 1 式：食后片刻，取坐式，上身左右交替倾斜。（图 1、2）

第 2 式：正坐，闭气，一手按大腿部，另一手如托物般上举。（图 3）

第 3 式：坐式，站着也可以，两手掌交替向前冲击。（图 4、5）

【功效明析】第 1 式：可祛腰背风冷，宣通五脏六腑，补心益智。第 2 式：可祛两胁风毒邪气，通和血脉，治心疾。第 3 式：可散关节滞气，祛臂腕邪气，缓解心脏诸多不适。

【细节点拨】刚开始做的时候，动作可以稍慢些，待熟练后再连贯进行。服饰应宽松些，便于活动。

【借力助推】夏季补脾式：端坐，舒展两手手指，向前上方举，手心向前，同时上身前俯。（图 6）这套动作连续做 3 次，可祛腰脊腿膝痹风，疏散膀胱邪气，同时保护心阳。

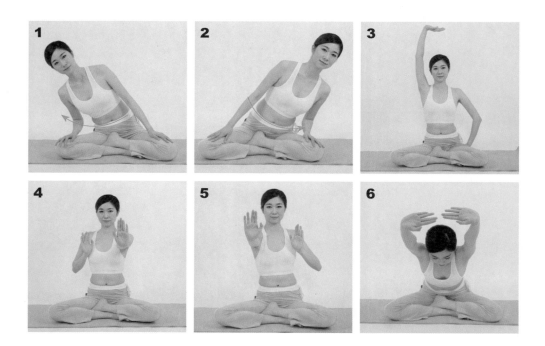

► 推拿手少阴心经，补心气、泻心火

夏季养生，重在养心，而心脏功能正常与否，与心经及其相关穴位密切相关。心经的经气正常，心脏的生理功能才能正常发挥出来；反之，若是心经经气不畅，心脏功能失常，就特别容易引发疾病。若是能适度地推拿心经及其相关经络，并按揉对应的穴位，就能促进心阴、心阳之间的平衡，维持身体健康。

【经络早知道】手少阴心经起于心中，出属于心系，通过横膈，联络小肠。

分支1：从心系分出，挟食道上行，连于目系。

分支2：从心系出来，退回上行经过肺，向下浅出腋下（也就是极泉穴），沿上肢内侧后缘，过肘中，经掌后锐骨端，进入掌中，沿小指桡侧，出小指桡侧端（也就是少冲穴），交于手太阳小肠经。

【推拿手法】顺着手少阴心经的走向，推拿手臂部位20分钟，有利于补心。若是逆着手少阴心经的走向，推拿手臂部位5~10分钟，则有利于泻心火，适用于心火过旺者。

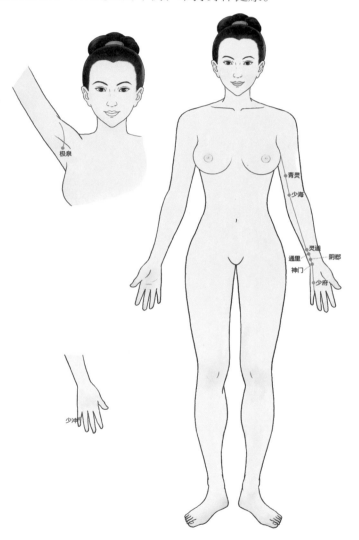

【经络搭配】心与小肠相表里，在经络上也是这般，若是经常推拿手太阳小肠经，也可以达到扶正助阳之功效，对心的养护同样有帮助。

▶ 按摩特效穴位，养心不上火

夏季阳气旺盛，心阳也容易亢盛，稍不注意就可能导致心火上炎，耗损阴津，干扰心神，导致中暑、心悸、胸闷、失眠、烦躁等不适。所以，夏季既要养阳，还不能让阳气过于旺盛，怎么做呢？我们可以通过按摩一些特效穴位，来达到养心益神、泻火平阴阳的目的。

【看图找穴】

1.神门穴：仰掌，在手腕横纹处。取穴时，从小指延伸下来，到手掌根部末端的凹陷处即是，左右手各一穴。（图1）

2.内关穴：位于腕横纹上2寸，掌长肌腱与桡侧腕屈肌腱之间。取穴时，从腕横纹向上量取2横指，两筋之间即是。（图2）

3.内劳宫穴：在掌心，握拳，中指指尖处即是。（图3）

【按摩手法】

1.用拇指指腹按揉神门穴2~3分钟，力度适中。（图4）

2.用拇指腹按揉对侧的内关穴2分钟左右，力度由轻渐重。（图5）

3.用按摩棒按压内劳宫穴2~3分钟，力度可稍重。（图6）

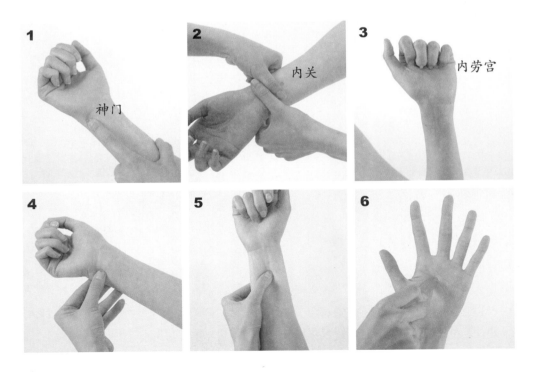

长夏祛湿邪，
杜绝阴邪

桑拿天，也就是夏末秋初，中医上称为"长夏"。这个季节，水气逐渐上升，空气湿度很大，特别容易被湿邪给缠住。湿邪，属阴邪，会严重损伤人体内的阳气。所以，想要在长夏季节养生，维护阴阳平衡，就得注意防湿、祛湿。

▶ 长夏多喝汤粥，祛湿又散热

阳气对于身体至关重要，能为人体提供新陈代谢的活力。但酷热天，出汗多，所以最好多喝些养护阳气的汤水或粥，补水的同时还能祛湿。若是身体出现倦怠、头晕等不适，不妨多吃些含钾高的水果，比如香蕉。

健康美食·品鉴——藿香粥

藿香性微温，味辛，归脾、胃、肺经，有化湿而不燥热的特点，具有化湿醒脾、辟秽和中、解暑发表之功，故适用于暑湿诸症，如头晕、胸闷、恶心呕吐、不思饮食、泄泻、肢体倦怠、头痛无汗等症。

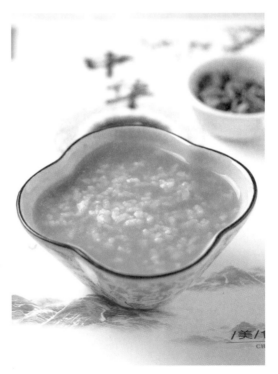

◆ 配方：藿香 10 克，大米 100 克，白糖适量。
◆ 做法：将藿香择洗干净，放入锅中，加入适量清水，浸泡 10 分钟，小火煎煮，去渣取汁；加入洗净的大米煮粥，粥将熟时加入白糖调味，煮熟即可。
◆ 用法：空腹温服，每日 1 次。
◆ 功效：解表化湿，解暑止呕。

健康美食·品鉴——白扁豆香薷汤

白扁豆药性比较温和，常用于补气健脾、和中化湿，善治脾虚湿滞所引起的饮食不佳、腹胀、腹泻、大便溏稀、舌苔厚等不适。夏季酷暑中多夹湿，比较容易中暑呕吐、伤及脾胃、三焦等，将白扁豆入药或入膳食，就可有效缓解这些病症。

◆配方：白扁豆 30 克，香薷 15 克。

◆做法：将香薷装入布袋；将白扁豆洗净后倒入砂锅中，加入适量清水，煮至白扁豆熟烂后放入香薷，稍煎煮即可。

◆用法：去香薷包后温服，每日 1 次。

◆功效：该汤可解暑、化湿，对夏日所受风寒侵袭、内伤湿滞有显著疗效，尤其适用于空调病。

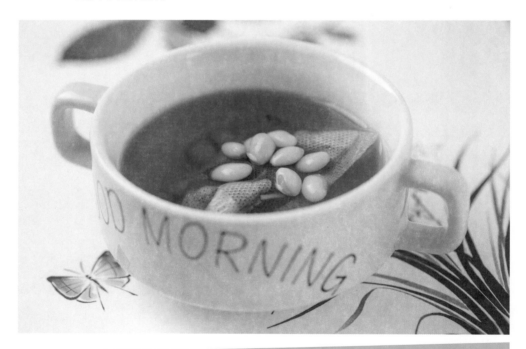

美食万花筒——扁豆芡实粥：白扁豆、芡实各 20 克，大米 50 克。先将芡实煮熟，去壳，取出芡实仁，捣碎；将白扁豆用温水浸泡一夜；将大米与芡实、白扁豆一起倒入砂锅中，加适量清水，小火熬煮至米烂粥稠即可。空腹食用，每日 1 次。善于调理脾胃、益气化湿，适用于夏季调养食用。

▶ 冬病夏治三伏贴

冬病夏治，就是利用夏季气候炎热、人体阳气最旺盛的客观条件，用特定的中药在特定的穴位上贴敷以治疗某些疾病的方法。三伏贴是冬病夏治的方法之一，可疏通经络、调理气血、宽胸降气、健脾和胃，调节人体的肺、脾、肾功能，使机体的免疫功能不断增强，从而振奋阳气，促进血液循环，祛除寒邪，提高抵抗外邪的能力。

专家说 1: 三伏贴的最佳时间

三伏天大约处在每年阳历的 7 月中旬至 8 月中旬之间，是一年中最热的一段时间。一般来说，初伏为 10 天，中伏为 10 或 20 天，末伏为 10 天。三伏贴则需要在每伏的头三天贴敷。

专家说 2: 提高三伏贴疗效需治养结合

为了提高三伏贴的疗效，患者需要在饮食、生活上特别注意：

1. 远离空调　进入空调房后，皮肤上的毛孔遇冷收缩，会影响药物的渗入，同时也会降低经络传导的速度和活跃性。

2. 少吃冷饮　冷饮一方面会伤及脾胃的阳气，使本已阳虚的体质更加虚弱；另一方面，还会使沉积在体内的寒气凝滞，不利于向外发散，影响治疗效果。

3. 睡眠充足　每晚保持 7~8 小时的睡眠可使全身肌肉放松，缓解紧张的神经，从而提高经络穴位对药物刺激的识别，引导药效直达病灶。

4. 情绪乐观　研究表明，平和乐观的情绪可使机体免疫功能处于一种最佳状态，这种状态有利于顽疾的治疗和康复。而夏季气候的影响使一部分人心情烦躁，易于激动，因此，一定要根据自己的特点，通过转移注意力、听音乐等方式有意识地调节自己的不良情绪。

5. 适度锻炼　适度的锻炼可增强神经肌肉的协调性、鼓舞阳气的生发、增加汗液的排泄，以带动体内滞留的寒气排出体表，同时增强体质、提高机体的抵御能力。

▶ 推拿脾胃经，湿气全排掉

夏季、长夏湿气偏重，脾胃消化功能相对较弱一些，身体素质稍差些的人特别容易出现腹泻等胃肠道不适。而足太阴脾经与消化功能关系密切，脾经的经气正常，脾运化水湿的功能正常，湿气就不会聚集停留。相反地，若是脾经经气衰弱，脾脏功能失常，就容易出现水湿滞留，造成身体不适。因此，夏季就得多推拿按摩脾经，把湿气尽量排出体外。

【经络早知道】

足太阴脾经起于足大趾内侧端（隐白穴），沿内侧赤白肉际，上行过内踝的前缘，沿小腿内侧正中线上行，在内踝上 8 寸处，交出足厥阴肝经之前，上行沿大腿内侧前缘，进入腹部，属脾，络胃，向上穿过膈肌，沿食道两旁，连舌本，散舌下。

分支：从胃别出，上行通过膈肌，注入心中，交于手少阴心经。

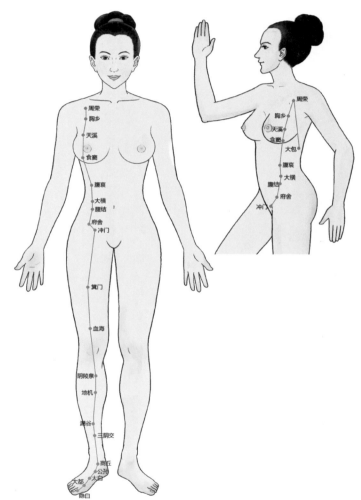

【推拿手法】补脾益气，需要采用轻柔缓和的手法，顺着脾经的走向推拿腿部及胸腹部 10~20 分钟。

【经络搭配】脾胃相表里，脾经与胃经也相表里，而且互为络属，因此，要是健脾、和中、化湿，还可以拿揉小腿的足阳明胃经。

▶ 按摩特效穴位，脾胃阴阳好平衡

脾胃为后天之本，人体的气血能量基本都是依靠脾胃的运化来实现的，因此日常生活中要格外留意脾胃的调理。其中，承满穴可理气和胃、降逆止呕，有利于调理和改善脾胃疾病；关门穴可调理肠胃、增强脾胃功能；陷谷穴可和胃行水、健脾除湿，对因脾胃功能失调而引发的腹泻、肠鸣等症有显著疗效；太白穴可健脾和胃，是改善脾胃功能的重要穴位；神阙穴能健脾胃、止腹泻；脾俞穴则具有健脾和胃之效，可缓解脾胃虚弱、消化不良、腹胀、呕吐、腹泻等病症。

【看图找穴】

1. 承满穴：在腹部，肚脐向上5寸，前正中线旁开2寸处。取穴时，锁骨前凸下（胸骨末端）到肚脐是8寸，取中点是4寸，再往上量1横指即是。（图1）

2. 关门穴：在腹部，肚脐与胸剑联合点的连线处，肚脐向上3寸，前正中线旁开2寸。取穴时，从肚脐向上量取4横指，建里穴（任脉）旁开2寸处即是。（图2）

3. 陷谷穴：正坐垂足，在第2、3跖趾关节后方，第2、3跖骨结合部之前的凹陷处。（图3）

4. 太白穴：正坐，平放足底，位于足内侧缘，当足大趾本节（第1跖骨关节）后下方赤白肉际凹陷处。（图4）

5. 神阙穴：位于腹中部，肚脐中央即是。（图5）

6. 脾俞穴：在背部，在第11胸椎棘突下，脊中（督脉）左右旁开2指宽（1.5寸）处。（图6）

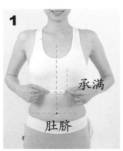

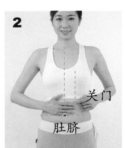

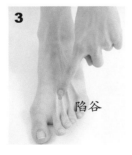

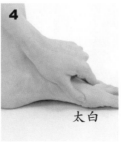

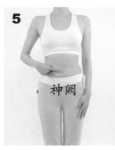

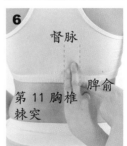

【按摩手法】

1.用按摩棒点按腹部一侧的承满穴，用力适中，至局部感觉温热为宜。再换另一侧的承满穴点按。（图1）

2.用双手拇指指腹顺时针按揉腹部两侧的关门穴，用力适中，至穴位处感觉酸胀为宜。（图2）

3.端坐，手持按摩棒，用力点按对侧足部的陷谷穴，至穴位处感觉酸胀为宜，左右脚交替按摩。（图3）

4.端坐，翻转脚背，用一手除拇指之外的其余四指紧握脚背，并用拇指指腹按压足部的太白穴，至穴位处感觉酸胀为宜。左右脚交替按压。（图4）

5.除拇指之外的其余四指并拢，顺时针按揉神阙穴，用力适中，至局部产生温热感为宜。（图5）

6.用双手拇指指腹同时推揉两侧的脾俞穴，力度稍重些，至局部产生酸胀感为宜。（图6）

以上按摩部位，足部穴位可以适当稍用力，且按摩时间可以适当延长些；腹部穴位适当轻一些，按摩时间不宜过长。背部穴位的力度可以略重些，时间根据身体可耐受为度即可。长期坚持的话，效果会更明显哦！

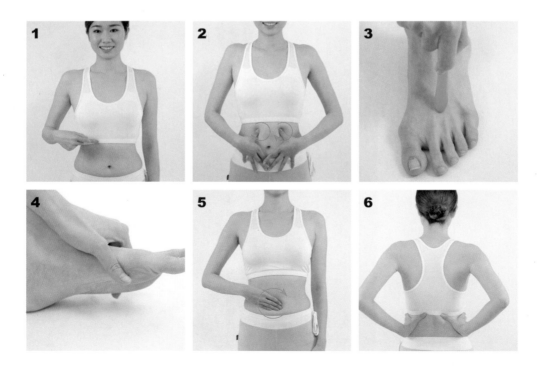

秋季润燥，
别让燥邪伤阴

中医认为，秋在四季阴阳消长中属阴。秋季一到，阴气初生。秋季的阴气经历了一个从渐生、渐长到阴气旺盛的过程。而阴最怕什么呢？最怕燥邪，燥邪最伤阴了。而秋季就是一个干燥的季节，因此，秋季养生的总体原则就应该养阴润燥。

▶ 秋食莲藕，滋阴润燥清烦热

秋季对应人体的肺脏，肺是非常娇嫩的器官，它喜"湿"不爱"干"。而秋季的天气相对比较干燥，容易伤肺阴。因此，大家要注意多补水，多食用滋阴、生津、润肺的食物，比如白萝卜、银耳、百合、莲子、梨、莲藕、荸荠等。

健康美食·品鉴——糯米莲藕

莲藕性寒，水分也比较充足，具有滋阴清热之功。秋季燥热邪气重，人体容易出现阴虚火热症状，食用莲藕最合适不过。

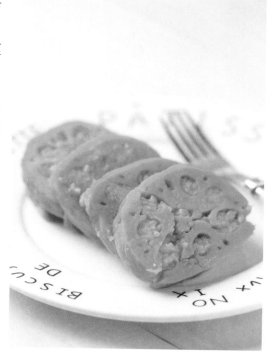

◆配方：莲藕 1 根，糯米、冰糖各适量。

◆做法：将糯米用温水浸泡 30 分钟以上，沥干水分；莲藕洗净，去皮；从藕节处切掉一半，把糯米填进藕孔里，装满米，再盖上藕节，用牙签固定好，放进大锅内，加入适量清水，放入冰糖，大火烧开后改用小火焖煮至莲藕熟烂即可。

◆用法：空腹温食，每日 1 次。

◆功效：滋阴清热。

健康美食·品鉴——百合银耳羹

百合的滋补作用比较平和，可在养阴的基础上进一步达到祛除上焦虚热的作用，可有效改善阴虚肺燥所引起的干咳、咽干、音哑等症，是更年期女性、中老年人的补养佳品。

◆配方：百合 20 克，银耳（干）15 克，冰糖适量。

◆做法：银耳洗净，去掉根部，放入冷水中泡软，取出撕成小块；百合洗净。将银耳、百合、冰糖一起放入炖锅中，加入适量清水，大火烧开后转小火炖约 30 分钟即可。

◆用法：空腹温服，每日 1 次，早晚分服。

◆功效：本品有滋阴润燥、止咳祛痰、清心安神之功，适用于失眠多梦、烦闷口渴、咽干舌燥等症。

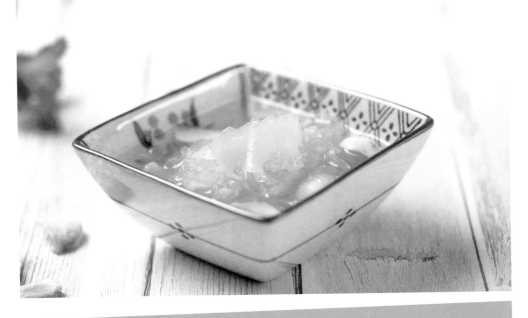

美食万花筒——川贝银耳百合梨汤：川贝母 10 克，梨 2 个，百合、银耳各 20 克，冰糖适量。将川贝母、百合洗净，雪梨去皮后切块，银耳泡发。将上述四种材料一起放入锅中，加入适量水，放入冰糖，炖煮 30 分钟左右即可。温服，每日 1 次。本品具有润肺止咳、清热化痰之功，适用于肺阴虚所致的久咳、痰黄、慢性咽炎、慢性支气管炎、咳喘难忍等症。

▶ 秋季补肺三式，驱邪又润燥

中医认为，肺喜润而恶燥，秋季气候干燥，最容易损伤肺，因此，这一季节尤其要注意对肺的保养，预防肺病。一天之中，养肺的最佳时间是早7：00~9：00，肺脏功能最强，最好此时进行慢跑等有氧运动，能强健肺功能，调和肺的阴阳平衡，达到驱邪润燥的功效。

【动作解读】

第1式：坐或立式，两手抱后颈，先左右旋转身躯，再前后俯仰。（图1、2）

第2式：坐或立式，两手十指交叉举过头顶，向左右拔伸各10次。（图3、4）

第3式：坐式，闭气，两手握拳，交替捶打小腿10遍，然后叩齿36次。（图5）

【功效明析】第1式：治胸背筋骨间邪气、肺脏诸疾，宣通颈项经脉。第2式：祛除关节中邪气，治肺脏诸疾。第3式：开畅胸膈，去胁中邪气，治肺脏诸疾。

【细节点拨】刚开始做的时候，动作可以稍慢些，待熟练后再连贯。服饰应宽松些，便于活动。

【借力助推】秋季补脾式：坐或立式，闭气，两手交叉于头顶上，使头与手用力抗争。（图6）可治脾脏、四肢疾病，去胁下积滞邪气、胸膈邪气。

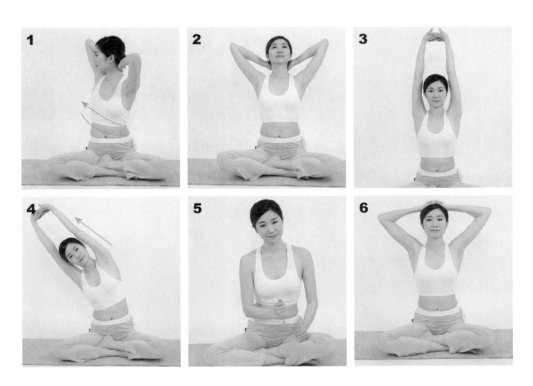

▶ 推拿手太阴肺经，肺不燥祛病邪

秋季养生重在养肺，而肺的功能正常与否，与手太阴肺经是息息相关的。肺脏的经气正常，肺脏的生理活动才能正常发挥；反过来，如果外邪侵入，肺经的经气失常，那么肺脏的生理功能也将会受到影响，极易出现咳嗽、气喘等病症。所以，为了滋润肺阴、祛除肺燥，更好地保护肺脏，我们首先要做的就是推拿手太阴肺经。

【经络早知道】

手太阴肺经起于中焦，向下联络大肠，回绕过来沿着胃的上口，通过横膈，属于肺脏，从"肺系"横行出来，向下沿着上臂内侧，行手少阴经和手厥阴经的前面，下行到肘窝中，沿着前臂内侧桡侧前缘，至寸口，经过鱼际，沿着鱼际边缘，从拇指内侧指端出。

分支：从列缺处分出，一直走向手指内侧端，与手阳明大肠经相接。

【推拿手法】

1.滋养肺阴：沿着肺经走向，采用轻柔缓和的手法，推拿手臂10~20分钟。

2.改善肺实证，则需要逆着肺经走向，推拿手臂5分钟。

【经络搭配】肺与大肠相表里，手太阴肺经与手阳明大肠经也是两条一表一里的经络，互为络属且互为表里，因此，推拿手阳明大肠经，同样可以起到养肺的作用。

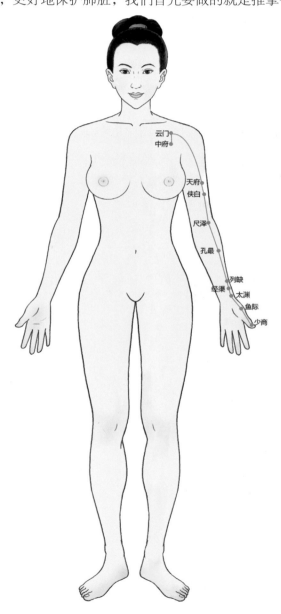

云门
中府
天府
侠白
尺泽
孔最
列缺
经渠　太渊
鱼际
少商

▶ 按揉特效穴位，滋肺阴、降肺气

中医认为，肺主气，司呼吸。肺向来比较"娇气"，空气中的细菌特别容易入侵人体内。通过按摩则可增强肺功能，提高人体免疫力。其中，尺泽穴、不容穴可肃降肺气、滋阴润肺，有利于改善胸闷、气喘等病症；俞府、肺俞穴均对肺部疾病有突出疗效；孔最穴有调理肺气的功效，可改善肺部疾病，尤其适用于慢性支气管炎、气喘、咳嗽等症状；天突穴有利于止咳平喘。

【看图找穴】

1. 尺泽穴：在肘横纹上，肱二头肌腱（手臂用力时摸到的一条硬筋）桡侧缘凹陷处。取穴时，先将手臂上举，在手臂内侧中央处有粗腱，腱的外侧即是。（图1）

2. 不容穴：在腹部，肚脐上6寸，前正中线旁开2寸处。取穴时，从肚脐向上量两个4横指，再水平旁开2横指（拇指），按压有酸胀感即是。（图2）

3. 俞府穴：在胸部，锁骨下缘，前正中线旁开2寸。取穴时，在人体正面中线找锁骨下缘，旁开两个拇指宽即是。（图3）

4. 肺俞穴：在背部，第3胸椎棘突下，后正中线旁开1.5寸。取穴时，用手可摸到脖子后方最突出的一块骨头，就是第7颈椎，再向下数3个椎体即是第3胸椎棘突，在其下方向脊柱两侧量取2横指，便是肺俞穴。（图4）

5. 孔最穴：一手手臂前伸，于腕横纹处定太渊穴，再于肘横纹中定尺泽穴，两穴连线上，太渊穴上7寸即是。（图5）

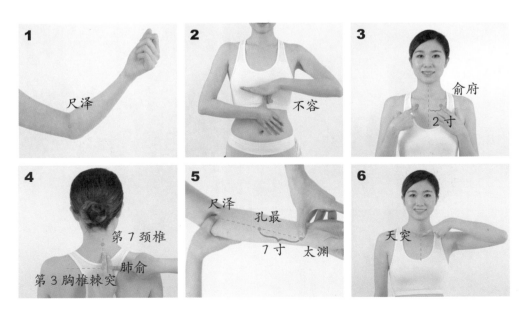

6.天突穴：在颈部，前正中线上，胸骨上窝中央处。取穴时，用手指往喉结下面移动，移动到锁骨中间位置会有一个凹陷的地方，这个凹陷处的中央就是天突穴（上页图6）。

【按摩手法】

1.一侧手臂伸开，用拇指指端按压对侧的尺泽穴，并由肘部平推至肩部，至局部产生温热感为宜。（图7）

2.除拇指以外的其余四指并拢，用指腹按揉两侧的不容穴及其周围，用力适中，至穴位处感觉温热为宜。（图8）

3.用按摩棒按压一侧的俞府穴，力度由重渐轻，至穴位处感觉酸胀或胀痛为宜。再换另一侧的俞府穴按压。（图9）

4.用双手拇指指腹同时按揉被按摩者背部两侧的肺俞穴，至局部产生酸胀感为宜。（图10）

5.用拇指指腹按顺时针方向按揉对侧的孔最穴，用力适中，至局部产生酸胀感为宜，左右手交替按揉。（图11）

6.食指、中指并拢，用指腹按压天突穴，用力不宜过大，至穴位处感觉胀痛或者酸胀为宜。（图12）

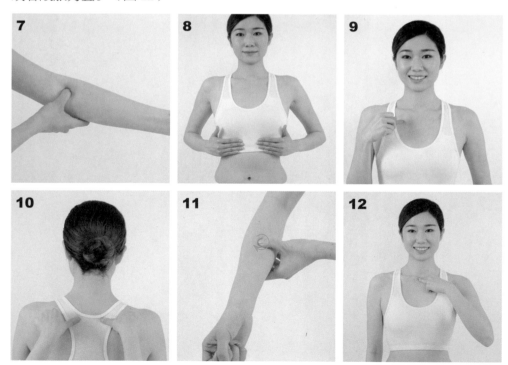

冬季养阴，
阳虚不找

冬季，气候寒冷，阳气潜藏，不会随意外泄。所以，冬季养生，我们要做的就是养阴潜阳，比如多晒太阳，不过分劳作，穿衣适度等，这样可养精蓄锐，为来年开春后阳气的生发做好充分的准备。

▶ 冬季需进补，多补热量好御寒

冬季是进补的最好季节，但要注意膳食的合理搭配和营养的均衡。最好多食用一些滋阴潜阳、热量较高的膳食，还得搭配一些新鲜的蔬菜水果，避免维生素的缺乏。生冷食物少吃或者不吃，燥热之物也得忌口。

健康美食·品鉴——白萝卜粥

冬天进补难免需要多吃些性温热的食物，这就特别容易引发胃火，影响脾胃的正常消化吸收功能。白萝卜正好有"下气、驱热邪"的功效，可以顺气、化积滞。

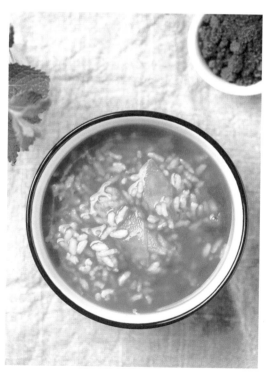

◆ **配方**：白萝卜1个，大米50克，红糖适量。

◆ **做法**：白萝卜洗净，切片；大米淘洗干净；将白萝卜片放入锅中，加入适量清水煮30分钟；放入大米，用小火熬煮至米烂汤稠，最后加红糖调味，煮沸即可。

◆ **用法**：佐餐食用，喝粥吃萝卜。

◆ **功效**：开胸顺气，健胃消食。

健康美食·品鉴——西红柿土豆炖牛肉

　　牛肉的补气功效堪比黄芪，特别适合寒冬时节补身暖胃，可提高免疫力、强健筋骨、滋养脾胃等，对于气短体虚、筋骨酸软、术后或者病后调养者最为适宜。

◆ **配方：** 牛肉、土豆、西红柿、洋葱、盐、生姜、植物油各适量。

◆ **做法：** 牛肉洗净、切成块；土豆削皮、切成滚刀块；西红柿开水烫去外皮，切成小块；洋葱切片。牛肉块入锅内煮沸，撇去浮沫，捞出，清水洗净，沥水。热油锅，放入生姜，爆炒出香味，放入牛肉块、土豆块，快速翻炒，倒入西红柿块及清汤，大火烧开后改用中火，烧至牛肉松软、土豆散裂，放入洋葱片，撒入盐，大火收汁即可。

◆ **用法：** 佐餐食用。

◆ **功效：** 补气健脾，温中暖胃。

◆ **注意：** 牛肉不能经常吃，一周一次即可，以免影响消化系统。

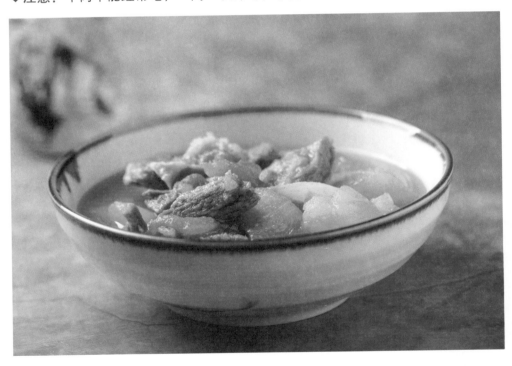

　　美食万花筒——胡萝卜西红柿炖牛腩：做法同上，只是把土豆块换成胡萝卜块，功效也差不多。

► 冬季补肾三式，益补肾之阴阳

冬三月，寒水结冰，适宜藏养，但不是绝对的静养，还得适当的运动，比如慢跑、滑冰、打球等，或者在家练练五禽戏也是非常好的锻炼方式。如此，锻炼了全身，还活动了双脚，对足底穴位起到一定的刺激作用，有利于补益阳气、驱散寒湿。

但是，冬季雾霾较重，空气中粉尘较多，运动时最好用鼻子呼吸，发挥鼻毛的"过滤""屏障"作用，尽量减少外邪直中肺脏的机会。此外，冬季做运动不能突然开始，应提前做做准备活动，慢慢适应，以免受伤。为避免受凉，锻炼时最好待身体缓和起来再慢慢减衣，锻炼结束后立即穿上棉衣。

下面这套补肾三式非常适合在冬季操练起来。

【动作解读】

第1式：坐式，两手十指交叉，两脚交替踏于双手之中。（图1）

第2式：坐式，两手手指抓住同侧脚的脚趾。（图2）

第3式：坐式，一手托同侧膝部，另一手抱头，身躯前俯，使膝近胸，再挺直，左右交替进行。（图3）

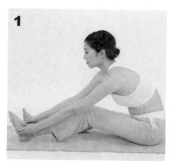
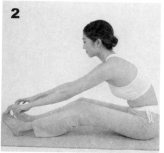
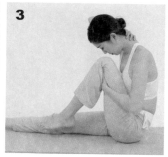

【功效明析】第1式：可改善腰部以下的血液循环，积极地缓解腰腿不适，比如膝盖疼痛、腿脚酸痛、腰腿冷痛等。第2式：有利于祛风除痹，改善腿脚麻痹不适。第3式：可祛骨节间风邪，疏通血脉，积极地改善膀胱、肾脏等病症。

【借力助推】冬季补脾式：坐或立式，两手极力向上拔伸15次。（图4）有利于改善脾肾阳气不足带来的不适，缓解脾脏及肾脏诸多病症。

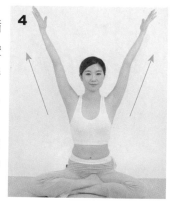

▶ 推拿肾经，告别肾虚

肾乃封藏之本，因此，冬季的养护重点就落在肾脏上了。肾的功能正常与否，与足少阴肾经是息息相关的。肾经的经气充盛，肾脏的生理活动及功能才能正常发挥；若是肾经的经气失常，肾脏的生理功能也就会失常，继而出现病理反应，也就会产生诸多疾病或不适。

【经络早知道】

足少阴肾经起于足小趾之下，斜行于足心（涌泉穴），出于舟骨粗隆之下的然谷穴，沿内踝后，进入足跟，向上沿小腿内侧后缘，出于腘内侧，直上行于股内侧后缘，通向脊柱（长强穴）属于肾脏，贯穿脊柱，属肾，络膀胱。

分支1：从肾上行，穿过肝和膈肌，进入肺中，沿喉咙上达舌根两旁。

分支2：从左右股内侧后缘大腿根部分出，向前挟阴部两侧，至下腹部，沿腹部中线两侧（距正中线0.5寸）挟脐上行，至脐上6寸处斜向上，抵胸部，直到锁骨下（俞府穴）。

分支3：从肺中分出，络于心，注入胸中（膻中穴处），交于手厥阴心包经。

【推拿手法】1.养肾补肾，顺着肾经的循行路线推拿腿部、胸腹部10~20分钟。2.泻肾火，则需要采用相反的方法来操作。

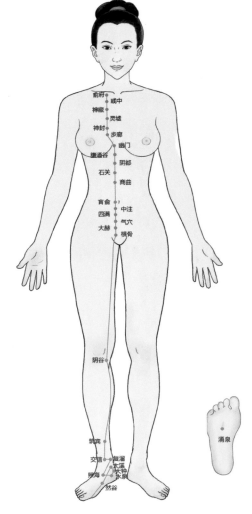

【经络搭配】肾与膀胱相表里，故经常推拿足太阳膀胱经也能对肾脏产生积极的养护作用。其中，直推背部的膀胱经，擦腰部，有利于养肾补肾；按摩腰背部膀胱经，直擦督脉，横擦腰骶部，有利于温肾阳、散寒湿；直擦足部的膀胱经，则有利于养肾阴、育肾阳。

▶ 按摩特效穴位，益肾固本

中医认为，肾脏精气不足、肾阴虚或阳虚都会影响肾脏功能的正常发挥，从而影响机体健康。进行简单的自我按摩，则有利于益肾固本，促进人体阴阳协调，恢复健康。其中，命门穴是补肾强腰的要穴，有利于益肾助阳；腰眼穴也可改善肾虚症状，配合腰阳关、肾俞、复溜、中极、涌泉等穴，使补肾益气、固摄膀胱的功效加大。

【看图找穴】

1.命门穴：在腰部的后正中线上，第2腰椎棘突下的凹陷处。命门穴其实就是在系裤腰带的地方，和肚脐眼是对应的。（图1）

2.腰眼穴：在腰部，横向与第4腰椎棘突齐平，后正中线旁开3.5寸处。取穴时，双手叉腰，拇指在后背上，其余四指在侧腰及腹部处，拇指指端所在位置即是。（图2）

3.腰阳关穴：在腰部，后正中线上，第4腰椎棘突下的凹陷中。取穴时，在正中线与第4腰椎棘突连线交点处即是。（图3）

4.肾俞穴：位于第2腰椎棘突下，旁开1.5寸。取穴时，在腰部，在和肚脐同一水平线的脊椎左右两边2指宽处。（图4）

5.复溜穴：在小腿内侧，跟腱的前方，太溪直上2寸。取穴时，先找到内踝尖与跟腱之间的太溪穴，再向上量约2横指（拇指）。（图5）

6.中极穴：在下腹部，前正中线上，肚脐向下4寸。取穴时，将耻骨联合上缘的中点和肚脐连线5等分，由下向上1/5处，按压有酸胀感。（图6）

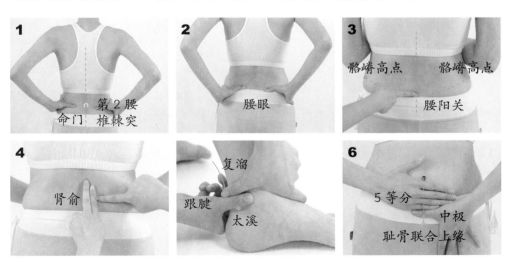

7. 涌泉穴：位于足底部，蜷足时足前部凹陷处，约当足底第 2、3 趾趾缝纹头端与足跟连线的前 1/3 与后 2/3 交点上。（图 7）

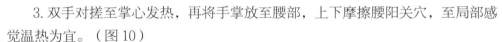

【按摩手法】

1. 用食指指腹轻轻按揉被按摩者的命门穴，至局部微红即可。（图 8）

2. 双手握拳，用拳眼或拳背按揉两侧的腰眼穴，按揉力度适中，至局部发热为宜。（图 9）

3. 双手对搓至掌心发热，再将手掌放至腰部，上下摩擦腰阳关穴，至局部感觉温热为宜。（图 10）

4. 五指并拢，双手手掌快速摩擦至热，再以整个手掌紧贴于腰部两侧的肾俞穴，并上下快速地搓擦，至局部发热为宜。（图 11）

5. 拇指指端点按对侧足部的复溜穴，用力稍重，至穴位处感觉酸胀为宜，左右脚交替按摩。（图 12）

6. 一手掌根放在中极穴上，然后按顺时针方向推摩，至局部产生温热感为宜。（图 13）

7. 温水泡脚后端坐，双手拇指并拢，稍用力按揉足底涌泉穴，至脚心发热为宜。（图 14）

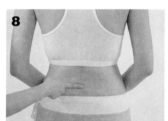

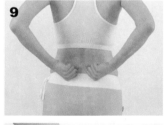
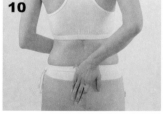
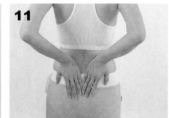

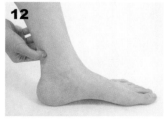
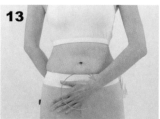
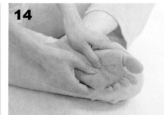

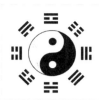

一日起居顺阴阳，养身又养心

故阳气者，一日而主外，平旦人气生，日中而阳气隆，日西而阳气已虚，气门乃闭。是故暮而收拒，无扰筋骨，无见雾露，反此三时，形乃困薄。

——《黄帝内经·素问·生气通天论》

平旦至日中，天之阳，阳中之阳也；日中至黄昏，天之阳，阳中之阴也；合夜至鸡鸣，天之阴，阴中之阴也；鸡鸣至平旦，天之阴，阴中之阳也。

——《黄帝内经·素问·金匮真言论》

早上到中午，阳气渐长，在中午时分最为强盛；而后阳气渐衰，到了傍晚阳气减弱；傍晚以后到午夜，阴气渐盛；而后至次日清晨阳气渐长。这就是昼夜之间的阴阳强盛及其消长的基本规律，我们的生活也应该按照这样的变化规律展开。众所周知，一天有24个小时，又可以分为12个时辰，所以1个时辰其实就是2个小时。而12个时辰分别包括子、丑、寅、卯、辰、巳、午、未、申、酉、戌、亥。

▶ 按时练功，阴阳均气血足

常言道，"日出而作，日落而息"，唯有顺应这样的变化规律安排日常生活，才能健康长寿。事实上，不仅我们的生活起居需要如此规律，就连我们平时的锻炼都得按照一定的时间合理规划与安排。就拿大家熟知的气功来举个例子吧！晨起寅时（3:00~5:00）至卯时（5:00~7:00）为最佳时间段。若是想每天多练几次，最好选在日出、日中、日入、夜半进行，也就是12个时辰里的卯时（5:00~7:00）、午时（11:00~13:00）、酉时（17:00~19:00）、子时（23:00~次日1:00）这四个时间段。

中医认为，这四个时间段，天地阴阳正面临升降转化，人体阴阳在发生交替、平均的转变，气血也经历着由内而外、由外入内的转变，故而勤加练习气功以及其他一些适宜运动，就有利于调整气血及脏腑功能，确保阴阳平衡。

▶ 躺着也能练气功

中医认为，人体内有诸多经络，经络是用来运行气血的。唯有阴阳平衡、气血充盈，经络循行才会顺畅，五脏六腑、周身百骸才能得到营养的润泽，身体才会越来越健康。反之，若经络堵塞，阴阳失衡，气血循行受阻，脏腑得不到营养的及时补充，生理与活动功能就会下降，人的免疫力也会下降，身心便会产生不适。而练习气功则可调动全身的气血循行，保证气血充分且阴阳平衡，从而滋养五脏六腑。

唐代著名的医药学家孙思邈曾百岁高龄，这与他每日坚持适当运动密不可分。道家身份的他每天早晨醒来总会在床上做做养生气功，我们同样可以学习孙思邈的养生方法，在气功中学会控制与管理自己的情绪，把握情绪的同时积极地调和好体内的阴阳。

【运动方法】

1. 仰卧，头与身体平行，双手自然地放在身体两侧，两脚呈"外八"状，两脚间隔5厘米，两手微握拳，舌尖顶住上腭，慢慢地将唾液咽下。（图1）

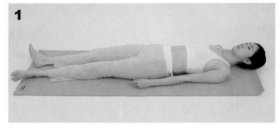

2. 再用鼻子慢慢吸气，直至丹田，待气息满之后再用鼻子慢慢呼气。（图2、3）

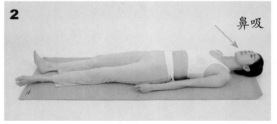

鼻吸

【练习功效】在这一过程中，浊气被排出，体内的气血充盈，循行畅通，心情得以平和，身体得以放松，阴阳达到平衡。

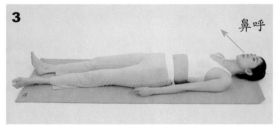

鼻呼

【注意事项】每日清晨或睡前各练习1次。练习气功首先就得静心，心静下来，外界的各种诱惑都无法侵入人体，气血耗损降低，脏腑受损的可能性变小，阴阳处于平衡状态，身体也就能够保持健康。